JN086051

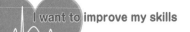
I want to improve my skills

ナースのためのスキルアップノート

看護の現場ですぐに役立つ

チェックシートに書き込むだけ

モニター心電図

実践ワークブック

読み取り練習帳

高橋 健太郎 著 雑賀 智也 編著

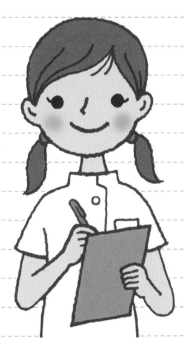

秀和システム

はじめに

　2022年7月に当シリーズの拙著『看護の現場ですぐに役立つ 12誘導心電図のキホン』を出版して以降、読者の皆さんから様々なご意見ご要望をいただきました。その中で多かったのが、「**もう少し難しい心電図を勉強したい**」、「**もっとたくさんの心電図を判読してみたい**」というものでした。

　そういった声にお応えするため、第2弾として、モニター心電図に限定した**トレーニングブック**を作成することになりました（「12誘導心電図」版も執筆予定です）。『12誘導心電図のキホン』で説明した**判読ルーチン**を踏襲して、モニター心電図にも応用して学習できます。もちろん、本書中でも判読ルーチンについてダイジェストで解説しており、本書単独でも学習できる構成になっています。

　本書は、問題パート（chapter 1〜4）と解説パート（chapter 5）に大きく分かれています。実際にモニター心電図を見ながら、判読ルーチンに沿ったチェックリストを記入して、モニター心電図を判断するトレーニングができます。自分で考えて心電図を判読したあとは、解説パートで自分の解答を確認して勉強することができます。

　この本では、基本的な不整脈疾患から、実際に臨床で遭遇する**複数の不整脈が組み合わさった心電図**や**稀な疾患の心電図**などの応用例を含む46のモニター心電図を取り上げました。

　解説パートでは図を多く使用し、「どのように思考して心電図を判断するのか」をわかりやすく解説しました。ですので、この本の通読後には、実際に外来や病棟において、本書中で紹介した心電図とは違う波形を見ても、自分自身で答えを導き出せるようになっているはずです。

　皆さんが病棟や外来で自信を持ってモニター心電図を判読し、患者さんのケアに活かせるようになれば、筆者として大変うれしく思います。

高橋健太郎

看護の現場ですぐに役立つ

モニター心電図実践ワークブック 読み取り練習帳

··

contents

chapter 0 心電図判読の基本

chapter 1 肩慣らしの13問

chapter 2 ステップアップの13問

chapter 3 全力投球の10問

^{chapter}
4　完全燃焼の10問

chapter
5 解答例と解説

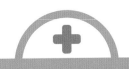

本書の特長

　心電図の判読は、すぐには上達しません。臨床において素早く正確に心電図を判読できるようになるには、「反復練習」が不可欠です。本書では、臨床で見かける様々な疾患の心電図を用意しました。モニター心電図の判読練習に最適な本書を、ぜひご活用いただければと思います。

役立つ ポイント1　レベルに応じて学べる！

　レベルに応じてchapterを構成しています。chapter 1は肩慣らし、ややレベルの高いchapter 2、そして、自信がついたらchapter 3、極めたい人はchapter 4で学習できます。

役立つ ポイント2　豊富なモニター心電図の実例！

　心電図の判読には、経験を積むことが何より重要です。多くの心電図の判読を経験することで、学びを深めることができます。

役立つ ポイント3　理解を促すコラム！

　問題に関連するコラムを適宜掲載しました。解説を補足することで理解を促します。

役立つ ポイント4　実践ですぐに使える！

　先輩ナースやベテランナースからの具体的なアドバイスは、実践的ですぐに役立つものばかりです。

この本の登場人物

本書の内容をより深く理解していただくために、
医師、ベテランナース、先輩ナースから新人ナースへ、
アドバイスやポイントの説明をしています。

新人ナース

看護師歴1年。看護の関わり方、ケアについて勉強しています。
医師や先輩たちのアドバイスを受けて、早く一人前のナースになることを目指しています。

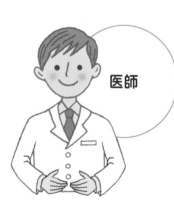

医師

本書の著者で循環器の専門医。的確な判断と処置には定評があります。

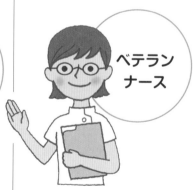

ベテランナース

看護師歴10年。優しさの中にも厳しい指導を信念としています。

先輩ナース

看護師歴5年。身近な先輩であり、新人ナースの指導役でもあります。

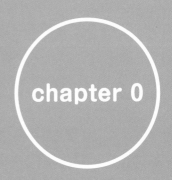

chapter 0

心電図判読の基本

⋯⋯⋯⋯⋯⋯⋯⋯⋯⋯⋯⋯⋯⋯⋯⋯⋯⋯⋯⋯⋯⋯⋯⋯⋯⋯⋯⋯

まずは心電図判読の流れを確認しましょう！

本書の使い方

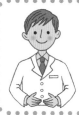

本書はモニター心電図を判読するためのワークブックです。レベル別に厳選した46の心電図を用意しました。心電図からどのような所見が読み取れるのかを確認しましょう。そして、ご自分で実際に問題を解いてから、解答例と解説を確認しましょう。

心電図の基本的な波形を確認しましょう！

心電図の波形は、決まったパターンで成り立っています（下図）。最初に来るのが「心房の興奮」を表す小さな**P波**、次に来るのが「心室の興奮」を表す最も大きな**QRS波**、最後が「心室の興奮からの回復」を表す**T波**です。

▼正常心電図とP波、QRS波、T波

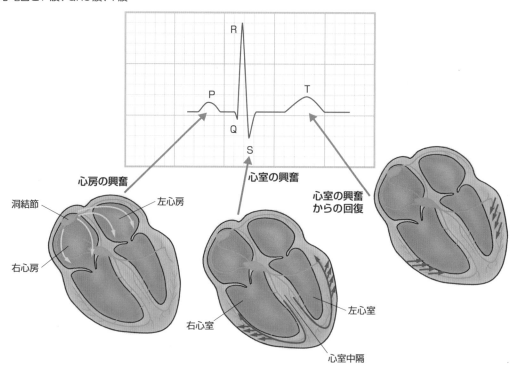

手順に沿って心電図判読を進めよう！

　重要な確認事項を漏らさないため、心電図判読の手順を決めておきましょう。本書では次の手順で判読することを推奨しています。各手順について次ページから簡単に説明します。

①測定条件の確認　　　　　②PP間隔・RR間隔の確認

③P・QRS・T波の確認　　　④PQ間隔の確認

⑤ST部分の確認　　　　　　⑥QT間隔の確認

　本書では、書き込み式のチェックリストを「ワーク」として用意しました（➡p.20参照）。ここに書き込むことで、重要なポイントを漏れなく確認できます。では、①～⑥の確認ポイントをおさらいしていきましょう。

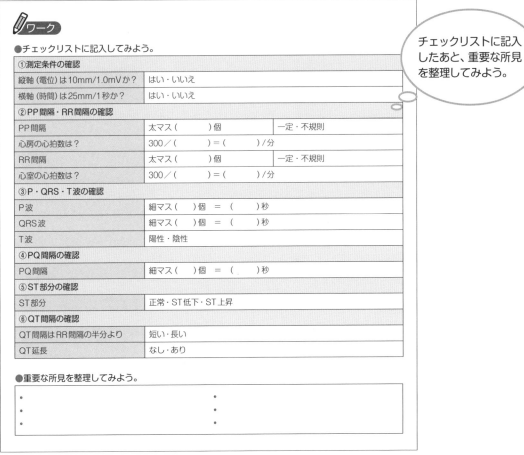

ワーク

●チェックリストに記入してみよう。

①測定条件の確認		
縦軸（電位）は10mm/1.0mVか？	はい・いいえ	
横軸（時間）は25mm/1秒か？	はい・いいえ	
②PP間隔・RR間隔の確認		
PP間隔	太マス（　　　）個	一定・不規則
心房の心拍数は？	300／（　　　）＝（　　　）/分	
RR間隔	太マス（　　　）個	一定・不規則
心室の心拍数は？	300／（　　　）＝（　　　）/分	
③P・QRS・T波の確認		
P波	細マス（　　）個　＝（　　　）秒	
QRS波	細マス（　　）個　＝（　　　）秒	
T波	陽性・陰性	
④PQ間隔の確認		
PQ間隔	細マス（　　）個　＝（　　　）秒	
⑤ST部分の確認		
ST部分	正常・ST低下・ST上昇	
⑥QT間隔の確認		
QT間隔はRR間隔の半分より	短い・長い	
QT延長	なし・あり	

チェックリストに記入したあと、重要な所見を整理してみよう。

●重要な所見を整理してみよう。

・
・
・

チェックリストはこちらからダウンロードできます。

▼チェックリストのダウンロード用URL

https://www.shuwasystem.co.jp/support/7980html/6913.html

①測定条件の確認

最初に、設定条件を確認しましょう。モニター心電図で確認すべき設定項目は、「**記録感度**」「**記録速度**」「**アラーム**」の3つです。

●記録感度

心電図の縦軸のことで、電位（電気的興奮の強さ）を表します。基本の設定は**太マス１つが0.5mV（10mm＝1mV）、細マス１つが0.1mV**になります。心肥大などで高電位になっていたり、高齢者で低電位になっていたりするときは、感度を増減させて、適切な範囲に波形が収まるように調整します。モニター心電図では、**キャリブレーション**＊の波形が表示されておらず、「1x」「2x」と倍率で表示されていることもあります。

●記録速度

心電図の横軸のことで、記録紙の紙送り速度を表します。通常は1秒あたり25mm（25mm/秒）で記録します。**太マス１つが5mm＝0.2秒、細マス１つが1mm＝0.04秒**となります。不整脈の判定で重要となる設定なので、必ず確認しておきましょう。

●アラーム設定

心電図の判読と直接の関係はないのですが、「心拍数が異常値になったときに鳴るアラーム」の設定も確認したほうがよいでしょう。「下限60回/分、上限100回/分」と設定することが多いのですが、患者さんの病態に合わせて柔軟に変更する必要があります。

▼モニター心電図の表示

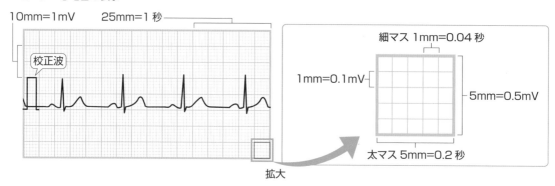

（高橋健太郎 著『12誘導心電図のキホン』秀和システム刊より）

＊キャリブレーション　心電図の端にある長方形の波。校正波ともいう。

②PP間隔・RR間隔の確認

隣り合う心拍の関係を確認しましょう。不整脈の判断には非常に大切です。

●PP間隔

心房の興奮を表すP波の間隔のことを**PP間隔**と呼びます。**洞調律**＊ではPP間隔は一定となりますが、心房で不整脈が起こるとPP間隔は変化します。

▼PP間隔

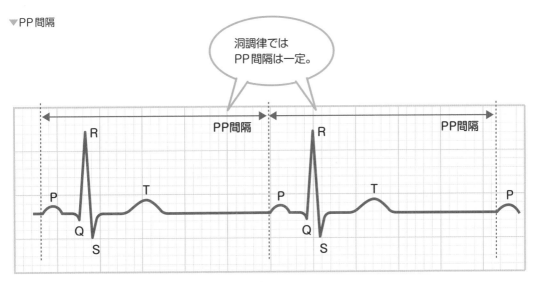

洞調律では
PP間隔は一定。

（高橋健太郎 著『12誘導心電図のキホン』秀和システム刊より）

▼PP間隔が異常な場合に疑われる疾患

PP間隔短縮（PP間隔は一定）	・洞性頻脈 ・発作性上室性頻拍 ・心房粗動 ・心房頻拍
PP間隔延長（PP間隔は一定）	・洞性徐脈 ・洞房ブロック
PP間隔不整	・心房細動 ・上室性期外収縮

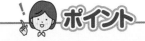

●心電図波形の成り立ち

心電図の波形は、決まったパターンで成り立っています。最初に来るのが、心房の興奮を表す小さなP波、次に来るのが心室の興奮を表す最も大きなQRS波、最後が心室の興奮からの回復を表すT波です。これらはアルファベット順に呼びならわされています。

＊**洞調律** 電気的興奮が心臓全体に伝わり、心臓が正常なリズムで動いている状態。

● RR間隔

　心室の興奮を表すQRS波の上向きの波であるR波の間隔のことを**RR間隔**と呼びます。洞結節➡心房➡心室へと規則正しく伝わる洞調律ではRR間隔は一定となりますが、不整脈が起こるとRR間隔が変化し、一定でなくなります。

　心拍数は1分間あたりの心臓の拍動数です。「60秒 ÷ RR間隔（秒）」で求められますが、計算に少し時間がかかります。そこで、「RR間隔が太マス何個分にあたるか」を数えて、300をその数で割ると、比較的早く計算できます。

$$ 心拍数 = \frac{300}{RR間の太マスの数} $$

▼RR間隔

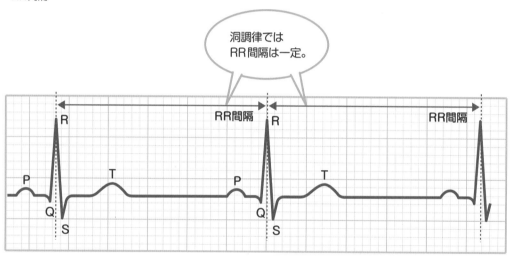

（高橋健太郎 著『12誘導心電図のキホン』秀和システム刊より）

▼RR間隔が異常な場合に疑われる疾患

RR間隔短縮（RR間隔は一定）	・洞性頻脈　・心室頻拍　・発作性上室性頻拍　・心房粗動
RR間隔延長（PR間隔は一定）	・洞性徐脈　・3度（完全）房室ブロック
RR間隔不整	・心房細動　・心室細動　・2度房室ブロック　・心室性期外収縮 ・上室性期外収縮

▼RR間隔の太マスの数と心拍数

RR間隔（太マス）	1個	2個	3個	4個	5個	6個	7個
心拍数（回／分）	300	150	100	75	60	50	43

頻脈◀　　　　　　正常範囲　　　　　▶徐脈

③ P・QRS・T波の確認

それぞれの波について特徴を見ていきましょう。12誘導心電図と比較すると、モニター心電図で注目すべきポイントは限られているので、しっかりと把握してください。

● P波

心房の興奮を表すP波は、モニター心電図では「存在しているかどうか」が重要です。**正常値は幅0.10秒（2.5mm）以内、高さ0.25mV（2.5mm）以内**ですが、ここでは細かい数値は覚えなくてもかまいません。

● QRS波

P波に続いて見られる鋭くて大きなQRS波は、心室の興奮を表す波です。モニター心電図ではQRS波の幅が重要なので、数値もあわせておぼえておきましょう。

12誘導心電図で注意するべき所見である「R波の高さ」や「異常Q波」に関しては、記録可能な誘導が限られるモニター心電図では正確に評価できないことも多いです。これらは12誘導心電図で評価しましょう。

QRSの幅の**正常範囲は0.10秒（2.5mm）未満**です。それ以上の場合は異常所見で、**幅広いQRS波**（wide QRS）と呼ばれます。心室頻拍や左脚ブロック、右脚ブロックで見られます。

▼QRS波の幅

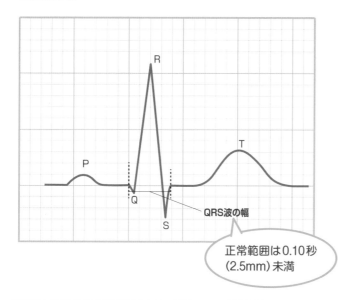

正常範囲は0.10秒
（2.5mm）未満

（高橋健太郎 著『12誘導心電図のキホン』秀和システム刊より）

▼QRS波が異常な場合に疑われる疾患

QRS幅の異常	・心室頻拍 ・心室性期外収縮 ・右脚ブロック、左脚ブロック
R波の高さの異常	・左室肥大
異常Q波	・心筋梗塞（発症後数日〜）

●T波

　QRS波に続くT波は低くなだらかな波形で、心室の興奮から回復する過程を表します。正常心電図では他の波と同様に上向きですが、虚血性心疾患などでは平坦になったり下向き（陰性T波）になったりします（下図）。

　ただしT波も、記録可能な誘導が限られるモニター心電図では、正確に評価するのが難しい所見です。モニター心電図で陰性T波を確認したときは、12誘導心電図もあわせて記録し、病態を正確に把握しましょう。

▼T波で見られる異常

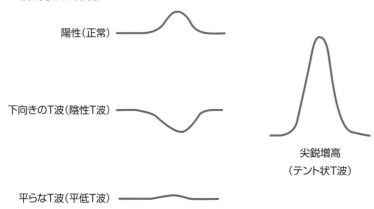

（高橋健太郎 著『12誘導心電図のキホン』秀和システム刊より）

▼T波が異状な場合に疑われる疾患

テント状T波	・急性心筋梗塞期 ・高カリウム血症／低カリウム血症
平低T波、陰性T波	・虚血性心疾患

④PQ間隔の確認

　「心房が興奮を始めるP波の始まり」から「心室の興奮が始まるQRS波の始まり」までの間隔を**PQ間隔（PR間隔）**と呼びます。心房と心室を電気的につないでいる房室結節のはたらきが悪くなると、PQ間隔が長くなります。正常値は**0.2秒（5mm＝細マス5個＝太マス1個）**です。

▼PQ間隔（PR間隔）

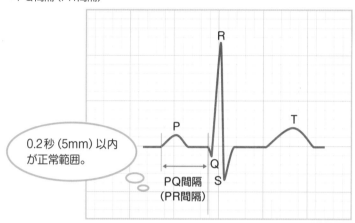

0.2秒（5mm）以内が正常範囲。

（高橋健太郎 著『12誘導心電図のキホン』秀和システム刊より）

▼PQ間隔が異常な場合に疑われる疾患

PQ間隔の異常	・1度房室ブロック ・2度房室ブロック（Wenckebach型、MobitzⅡ型） ・3度（完全）房室ブロック

⑤ST部分の確認

　QRS波の終わりからT波の始まりまでの部分（ST部分）では、**ST上昇**や**ST低下**といった異常所見が虚血性心疾患などの判断に重要です。しかし、限られた誘導しか記録できないモニター心電図では正確な判断ができないので、12誘導心電図で評価する必要があります。

▼ST部分

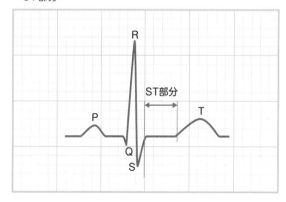

▼ST低下とST上昇

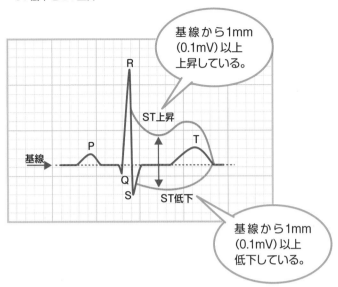

基線から1mm
(0.1mV)以上
上昇している。

ST上昇

基線から1mm
(0.1mV)以上
低下している。

⑥QT間隔の確認

　「心室が興奮を始めるQ波の始まり」から「収縮が終わり、心室の興奮から回復するT波の終わり」までの間隔のことをQT間隔といいます。実際には、計測したQT間隔を心拍数で補正した、補正QT間隔（QTc）によって評価します。

　QTcの**正常値は0.35〜0.44秒**ですが、計算式である「QTc＝QT間隔÷$\sqrt{\text{RR間隔}}$」を使った手計算は困難です。そこで、およその目安として、QT間隔がRR間隔の半分を超えるときに、「QT間隔が延長している」と判断＊します。

▼QT間隔

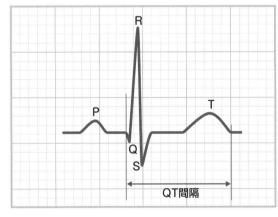

＊…**と判断**　頻脈の場合には当てはまらないことがある。

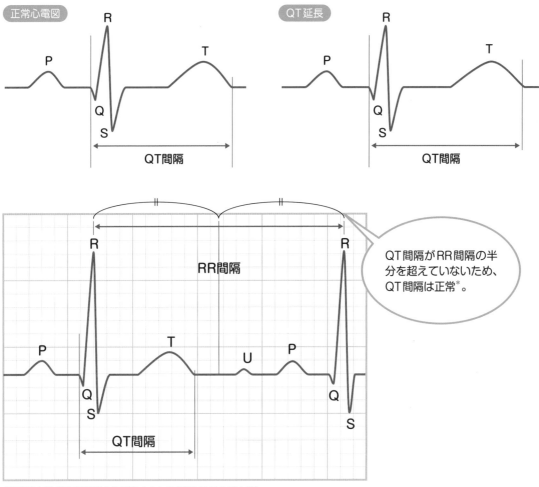

QT間隔がRR間隔の半分を超えていないため、QT間隔は正常*。

（高橋健太郎 著『12誘導心電図のキホン』秀和システム刊より）

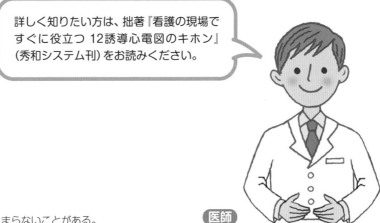

詳しく知りたい方は、拙著『看護の現場ですぐに役立つ 12誘導心電図のキホン』（秀和システム刊）をお読みください。

医師

＊…は正常　頻脈の場合には当てはまらないことがある。

チェックリスト

氏名：	日付： 年 月 日

●チェックリストに記入してみよう。

①測定条件の確認	
縦軸（電位）は10mm/1.0mVか？	はい・いいえ
横軸（時間）は25mm/1秒か？	はい・いいえ

②PP間隔・RR間隔の確認		
PP間隔	太マス（　　　）個	一定・不規則
心房の心拍数は？	300／（　　　）＝（　　　）/分	
RR間隔	太マス（　　　）個	一定・不規則
心室の心拍数は？	300／（　　　）＝（　　　）/分	

③P・QRS・T波の確認	
P波	細マス（　）個　＝　（　　）秒
QRS波	細マス（　）個　＝　（　　）秒
T波	陽性・陰性

④PQ間隔の確認	
PQ間隔	細マス（　）個　＝　（　　）秒

⑤ST部分の確認	
ST部分	正常・ST低下・ST上昇

⑥QT間隔の確認	
QT間隔はRR間隔の半分より	短い・長い
QT延長	なし・あり

●重要な所見を整理してみよう。

- ・
- ・
- ・
- ・
- ・
- ・
- ・

- ・
- ・
- ・
- ・
- ・
- ・
- ・

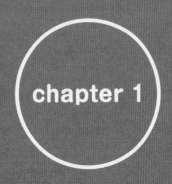

chapter 1

肩慣らしの13問

. . . .

心電図の判読方法を学んだら、まずは判読にトライ！

初級問題です。

●**このchapterの使い方**
心電図から疾患を推測しましょう。難易度を3段階で表示しています。
学習の成果を確認しましょう！

★☆☆　　一般的なナースが正解したい内容

★★☆　　循環器科につとめるナースなら理解しておきたい心電図

★★★　　ハイレベル問題

[41歳男性] 自覚症状なし。

モニター心電図から読み取れることはなんでしょうか。

★☆☆

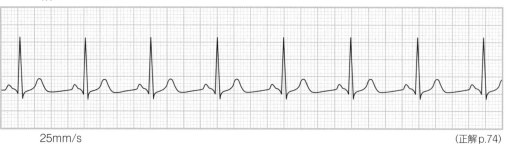

1x

25mm/s

（正解 p.74）

選択肢

①洞性徐脈　②心房粗動　③心房性期外収縮　④正常洞調律

●チェックリストに記入してみよう。

①測定条件の確認		
縦軸（電位）は10mm/1.0mVか？	はい・いいえ	
横軸（時間）は25mm/1秒か？	はい・いいえ	
②PP間隔・RR間隔の確認		
PP間隔	太マス（　　　）個	一定・不規則
心房の心拍数は？	300／（　　　）＝（　　　）/分	
RR間隔	太マス（　　　）個	一定・不規則
心室の心拍数は？	300／（　　　）＝（　　　）/分	
③P・QRS・T波の確認		
P波	細マス（　）個　＝　（　　　）秒	
QRS波	細マス（　）個　＝　（　　　）秒	
T波	陽性・陰性	
④PQ間隔の確認		
PQ間隔	細マス（　）個　＝　（　　　）秒	
⑤ST部分の確認		
ST部分	正常・ST低下・ST上昇	
⑥QT間隔の確認		
QT間隔はRR間隔の半分より	短い・長い	
QT延長	なし・あり	

●重要な所見を整理してみよう。

・	・
・	・
・	・

問2

[62歳女性] 胸痛で救急外来を受診し、診察中に意識消失した。

モニター心電図から読み取れる疾患はなんでしょうか。

★☆☆

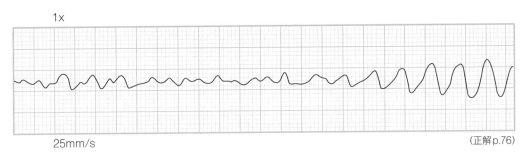

1x

25mm/s

(正解p.76)

▼選択肢

①心室細動　②心房粗動　③心室頻拍　④心房細動

●チェックリストに記入してみよう。

①測定条件の確認			
縦軸 (電位) は10mm/1.0mVか？	はい・いいえ		
横軸 (時間) は25mm/1秒か？	はい・いいえ		
②PP間隔・RR間隔の確認			
PP間隔	太マス (　　　) 個		一定・不規則
心房の心拍数は？	300／(　　　) ＝ (　　　) /分		
RR間隔	太マス (　　　) 個		一定・不規則
心室の心拍数は？	300／(　　　) ＝ (　　　) /分		
③P・QRS・T波の確認			
P波	細マス (　　) 個 ＝ (　　　) 秒		
QRS波	細マス (　　) 個 ＝ (　　　) 秒		
T波	陽性・陰性		
④PQ間隔の確認			
PQ間隔	細マス (　　) 個 ＝ (　　　) 秒		
⑤ST部分の確認			
ST部分	正常・ST低下・ST上昇		
⑥QT間隔の確認			
QT間隔はRR間隔の半分より	短い・長い		
QT延長	なし・あり		

●重要な所見を整理してみよう。

-
-
-

[45歳男性] 胸部不快感で来院。

モニター心電図から読み取れる疾患はなんでしょうか。

1x

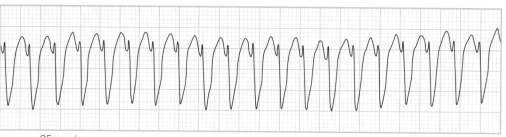

25mm/s

(正解 p.78)

▼選択肢

①発作性上室性頻拍　②洞性頻脈　③心室頻拍　④心房細動

●チェックリストに記入してみよう。

①測定条件の確認		
縦軸 (電位) は10mm/1.0mVか？	はい・いいえ	
横軸 (時間) は25mm/1秒か？	はい・いいえ	
②PP間隔・RR間隔の確認		
PP間隔	太マス (　　　) 個	一定・不規則
心房の心拍数は？	300／(　　　) = (　　　) /分	
RR間隔	太マス (　　　) 個	一定・不規則
心室の心拍数は？	300／(　　　) = (　　　) /分	
③P・QRS・T波の確認		
P波	細マス (　　) 個 = (　　　) 秒	
QRS波	細マス (　　) 個 = (　　　) 秒	
T波	陽性・陰性	
④PQ間隔の確認		
PQ間隔	細マス (　　) 個 = (　　　) 秒	
⑤ST部分の確認		
ST部分	正常・ST低下・ST上昇	
⑥QT間隔の確認		
QT間隔はRR間隔の半分より	短い・長い	
QT延長	なし・あり	

●重要な所見を整理してみよう。

・	・
・	・
・	・

[32歳女性] 動悸を自覚したため来院。
モニター心電図から読み取れる疾患はなんでしょうか。

★☆☆

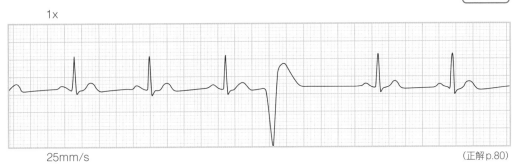

1x

25mm/s

(正解p.80)

▼選択肢

①心房性期外収縮　②2度房室ブロック　③心室性期外収縮　④洞調律

●チェックリストに記入してみよう。

①測定条件の確認			
縦軸（電位）は10mm/1.0mVか？	はい・いいえ		
横軸（時間）は25mm/1秒か？	はい・いいえ		
②PP間隔・RR間隔の確認			
PP間隔	太マス（　　　）個		一定・不規則
心房の心拍数は？	300／（　　　）＝（　　　）/分		
RR間隔	太マス（　　　）個		一定・不規則
心室の心拍数は？	300／（　　　）＝（　　　）/分		
③P・QRS・T波の確認			
P波	細マス（　）個　＝　（　　　）秒		
QRS波	細マス（　）個　＝　（　　　）秒		
T波	陽性・陰性		
④PQ間隔の確認			
PQ間隔	細マス（　）個　＝　（　　　）秒		
⑤ST部分の確認			
ST部分	正常・ST低下・ST上昇		
⑥QT間隔の確認			
QT間隔はRR間隔の半分より	短い・長い		
QT延長	なし・あり		

●重要な所見を整理してみよう。

- ・
- ・
- ・

- ・
- ・
- ・

問5　[45歳女性] 自覚症状なし。内視鏡検査のためモニター心電図を
装着した。

モニター心電図から読み取れる疾患はなんでしょうか。 ★☆☆

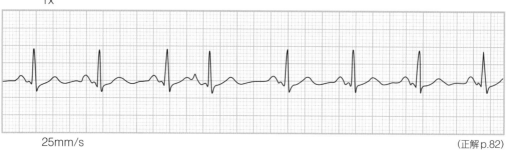

1x

25mm/s

(正解 p.82)

▼選択肢

①2度房室ブロック　②心房性期外収縮　③心室性期外収縮　④心房細動

 ワーク

●チェックリストに記入してみよう。

①測定条件の確認		
縦軸（電位）は10mm/1.0mVか？	はい・いいえ	
横軸（時間）は25mm/1秒か？	はい・いいえ	
②PP間隔・RR間隔の確認		
PP間隔	太マス（　　　）個	一定・不規則
心房の心拍数は？	300／（　　　）＝（　　　　）/分	
RR間隔	太マス（　　　）個	一定・不規則
心室の心拍数は？	300／（　　　）＝（　　　　）/分	
③P・QRS・T波の確認		
P波	細マス（　　）個　＝　（　　　　）秒	
QRS波	細マス（　　）個　＝　（　　　　）秒	
T波	陽性・陰性	
④PQ間隔の確認		
PQ間隔	細マス（　　）個　＝　（　　　　）秒	
⑤ST部分の確認		
ST部分	正常・ST低下・ST上昇	
⑥QT間隔の確認		
QT間隔はRR間隔の半分より	短い・長い	
QT延長	なし・あり	

●重要な所見を整理してみよう。

・	・
・	・
・	・

[62歳男性] 2、3日前から動悸を自覚したため来院。
モニター心電図から読み取れる疾患はなんでしょうか。

1x

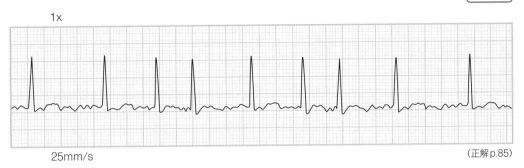

25mm/s　　　　　　　　　　　　　　　　　　　　　　　　　（正解p.85）

▼選択肢

①心房性期外収縮　②心房粗動　③洞調律　④心房細動

●チェックリストに記入してみよう。

①測定条件の確認	
縦軸（電位）は10mm/1.0mVか？	はい・いいえ
横軸（時間）は25mm/1秒か？	はい・いいえ

②PP間隔・RR間隔の確認		
PP間隔	太マス（　　　）個	一定・不規則
心房の心拍数は？	300／（　　　）＝（　　　）/分	
RR間隔	太マス（　　　）個	一定・不規則
心室の心拍数は？	300／（　　　）＝（　　　）/分	

③P・QRS・T波の確認	
P波	細マス（　　）個 ＝ （　　　）秒
QRS波	細マス（　　）個 ＝ （　　　）秒
T波	陽性・陰性

④PQ間隔の確認	
PQ間隔	細マス（　　）個 ＝ （　　　）秒

⑤ST部分の確認	
ST部分	正常・ST低下・ST上昇

⑥QT間隔の確認	
QT間隔はRR間隔の半分より	短い・長い
QT延長	なし・あり

●重要な所見を整理してみよう。

・	・
・	・
・	・

問7 [65歳女性] 1週間ほど前から胸の違和感を自覚したため来院。
モニター心電図から読み取れる疾患はなんでしょうか。

★★☆

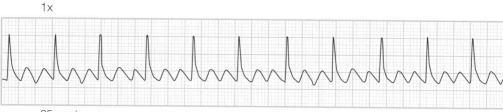

1x

25mm/s

(正解p.87)

▼選択肢

①心房粗動　②心房細動　③心室頻拍　④心房性期外収縮

●チェックリストに記入してみよう。

①測定条件の確認		
縦軸（電位）は10mm/1.0mVか？	はい・いいえ	
横軸（時間）は25mm/1秒か？	はい・いいえ	
②PP間隔・RR間隔の確認		
PP間隔	太マス（　　　）個	一定・不規則
心房の心拍数は？	300／（　　　）＝（　　　　）/分	
RR間隔	太マス（　　　）個	一定・不規則
心室の心拍数は？	300／（　　　）＝（　　　　）/分	
③P・QRS・T波の確認		
P波	細マス（　　）個　＝　（　　　）秒	
QRS波	細マス（　　）個　＝　（　　　）秒	
T波	陽性・陰性	
④PQ間隔の確認		
PQ間隔	細マス（　　）個　＝　（　　　）秒	
⑤ST部分の確認		
ST部分	正常・ST低下・ST上昇	
⑥QT間隔の確認		
QT間隔はRR間隔の半分より	短い・長い	
QT延長	なし・あり	

●重要な所見を整理してみよう。

- 　　　　　　　　　　　　　　　　　　・
- 　　　　　　　　　　　　　　　　　　・
- 　　　　　　　　　　　　　　　　　　・

問8

[35歳女性] 1時間ほど前から動悸や息苦しさを自覚し来院。

モニター心電図から読み取れる疾患はなんでしょうか。

★☆☆

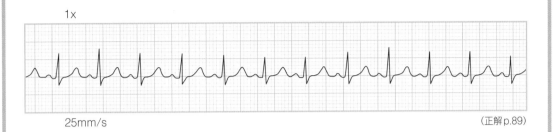

1x

25mm/s

(正解p.89)

▼選択肢

①洞調律　②発作性上室性頻拍　③洞性頻脈　④心房細動

ワーク

●チェックリストに記入してみよう。

①測定条件の確認		
縦軸（電位）は10mm/1.0mVか？	はい・いいえ	
横軸（時間）は25mm/1秒か？	はい・いいえ	
②PP間隔・RR間隔の確認		
PP間隔	太マス（　　　）個	一定・不規則
心房の心拍数は？	300／（　　　）＝（　　　）/分	
RR間隔	太マス（　　　）個	一定・不規則
心室の心拍数は？	300／（　　　）＝（　　　）/分	
③P・QRS・T波の確認		
P波	細マス（　）個 ＝ （　　　）秒	
QRS波	細マス（　）個 ＝ （　　　）秒	
T波	陽性・陰性	
④PQ間隔の確認		
PQ間隔	細マス（　）個 ＝ （　　　）秒	
⑤ST部分の確認		
ST部分	正常・ST低下・ST上昇	
⑥QT間隔の確認		
QT間隔はRR間隔の半分より	短い・長い	
QT延長	なし・あり	

●重要な所見を整理してみよう。

- ・
- ・
- ・

- ・
- ・
- ・

問9 ［42歳男性］自覚症状なし。以前はスポーツ選手であった。

モニター心電図から読み取れる疾患はなんでしょうか。

★★☆

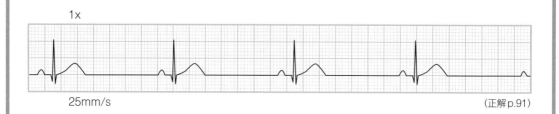

1x

25mm/s

(正解p.91)

▼選択肢

①3度房室ブロック　②洞性徐脈　③2度房室ブロック　④心房性期外収縮

●チェックリストに記入してみよう。

①測定条件の確認		
縦軸（電位）は10mm/1.0mVか？	はい・いいえ	
横軸（時間）は25mm/1秒か？	はい・いいえ	
②PP間隔・RR間隔の確認		
PP間隔	太マス（　　　）個	一定・不規則
心房の心拍数は？	300／（　　　）＝（　　　　）/分	
RR間隔	太マス（　　　）個	一定・不規則
心室の心拍数は？	300／（　　　）＝（　　　　）/分	
③P・QRS・T波の確認		
P波	細マス（　　）個　＝（　　　）秒	
QRS波	細マス（　　）個　＝（　　　）秒	
T波	陽性・陰性	
④PQ間隔の確認		
PQ間隔	細マス（　　）個　＝（　　　）秒	
⑤ST部分の確認		
ST部分	正常・ST低下・ST上昇	
⑥QT間隔の確認		
QT間隔はRR間隔の半分より	短い・長い	
QT延長	なし・あり	

●重要な所見を整理してみよう。

・	・
・	・
・	・

問10

[72歳女性] 自覚症状なし。

モニター心電図から読み取れる疾患はなんでしょうか。

1x

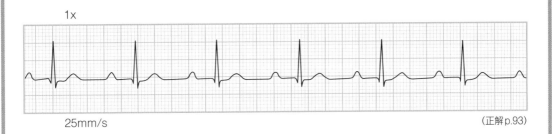

25mm/s

(正解 p.93)

▼選択肢

①2度房室ブロック　②洞調律　③1度房室ブロック　④洞性徐脈

●チェックリストに記入してみよう。

①測定条件の確認		
縦軸 (電位) は10mm/1.0mVか？	はい・いいえ	
横軸 (時間) は25mm/1秒か？	はい・いいえ	
②PP間隔・RR間隔の確認		
PP間隔	太マス (　　　) 個	一定・不規則
心房の心拍数は？	300／(　　　) = (　　　) /分	
RR間隔	太マス (　　　) 個	一定・不規則
心室の心拍数は？	300／(　　　) = (　　　) /分	
③P・QRS・T波の確認		
P波	細マス (　　) 個 = (　　　) 秒	
QRS波	細マス (　　) 個 = (　　　) 秒	
T波	陽性・陰性	
④PQ間隔の確認		
PQ間隔	細マス (　　) 個 = (　　　) 秒	
⑤ST部分の確認		
ST部分	正常・ST低下・ST上昇	
⑥QT間隔の確認		
QT間隔はRR間隔の半分より	短い・長い	
QT延長	なし・あり	

●重要な所見を整理してみよう。

・	・
・	・
・	・
・	・

問11

[75歳男性] 気分不快とめまい、ふらつきで来院。
モニター心電図から読み取れる疾患はなんでしょうか。

★★☆

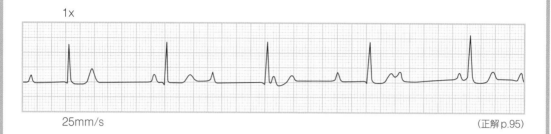

1x

25mm/s

(正解 p.95)

▼選択肢

①洞性徐脈　②3度房室ブロック　③2度房室ブロック　④1度房室ブロック

●チェックリストに記入してみよう。

①測定条件の確認		
縦軸(電位)は10mm/1.0mVか？	はい・いいえ	
横軸(時間)は25mm/1秒か？	はい・いいえ	
②PP間隔・RR間隔の確認		
PP間隔	太マス(　　　)個	一定・不規則
心房の心拍数は？	300／(　　　) = (　　　)/分	
RR間隔	太マス(　　　)個	一定・不規則
心室の心拍数は？	300／(　　　) = (　　　)/分	
③P・QRS・T波の確認		
P波	細マス(　)個 = (　　　)秒	
QRS波	細マス(　)個 = (　　　)秒	
T波	陽性・陰性	
④PQ間隔の確認		
PQ間隔	細マス(　)個 = (　　　)秒	
⑤ST部分の確認		
ST部分	正常・ST低下・ST上昇	
⑥QT間隔の確認		
QT間隔はRR間隔の半分より	短い・長い	
QT延長	なし・あり	

●重要な所見を整理してみよう。

-
-
-
-
-
-

問12

[68歳男性] 脈の飛びを自覚して来院。
モニター心電図から読み取れる疾患はなんでしょうか。

★☆☆

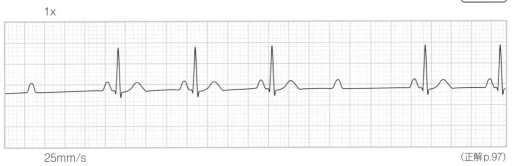

1x

25mm/s

(正解p.97)

▼選択肢

①2度房室ブロック　②3度房室ブロック　③心房性期外収縮　④洞性徐脈

 ワーク

●チェックリストに記入してみよう。

①測定条件の確認		
縦軸（電位）は10mm/1.0mVか？	はい・いいえ	
横軸（時間）は25mm/1秒か？	はい・いいえ	
②PP間隔・RR間隔の確認		
PP間隔	太マス（　　　）個	一定・不規則
心房の心拍数は？	300／（　　　）＝（　　　）/分	
RR間隔	太マス（　　　）個	一定・不規則
心室の心拍数は？	300／（　　　）＝（　　　）/分	
③P・QRS・T波の確認		
P波	細マス（　　）個　＝　（　　　）秒	
QRS波	細マス（　　）個　＝　（　　　）秒	
T波	陽性・陰性	
④PQ間隔の確認		
PQ間隔	細マス（　　）個　＝　（　　　）秒	
⑤ST部分の確認		
ST部分	正常・ST低下・ST上昇	
⑥QT間隔の確認		
QT間隔はRR間隔の半分より	短い・長い	
QT延長	なし・あり	

●重要な所見を整理してみよう。

- ・
- ・
- ・

- ・
- ・
- ・

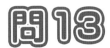 **問13** [26歳女性] 30分前から突然動悸を自覚したため来院。
モニター心電図から読み取れる疾患はなんでしょうか。

1x

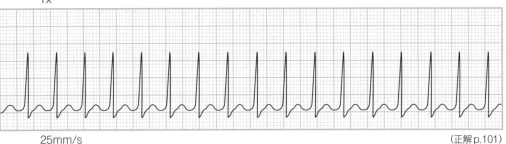

25mm/s

（正解p.101）

▼選択肢

①洞性頻脈　②心房粗動　③発作性上室性頻拍　④心房細動

●チェックリストに記入してみよう。

①測定条件の確認		
縦軸（電位）は10mm/1.0mVか？	はい・いいえ	
横軸（時間）は25mm/1秒か？	はい・いいえ	
②PP間隔・RR間隔の確認		
PP間隔	太マス（　　　）個	一定・不規則
心房の心拍数は？	300／（　　　）＝（　　　）/分	
RR間隔	太マス（　　　）個	一定・不規則
心室の心拍数は？	300／（　　　）＝（　　　）/分	
③P・QRS・T波の確認		
P波	細マス（　　）個　＝　（　　　）秒	
QRS波	細マス（　　）個　＝　（　　　）秒	
T波	陽性・陰性	
④PQ間隔の確認		
PQ間隔	細マス（　　）個　＝　（　　　）秒	
⑤ST部分の確認		
ST部分	正常・ST低下・ST上昇	
⑥QT間隔の確認		
QT間隔はRR間隔の半分より	短い・長い	
QT延長	なし・あり	

●重要な所見を整理してみよう。

・	・
・	・
・	・

chapter 2

ステップアップの13問

「心電図わかってきたかも？」と感じた人に挑戦してほしい13問。

初級〜中級の問題です。

●このchapterの使い方
心電図から疾患を推測しましょう。難易度を3段階で表示しています。
学習の成果を確認しましょう！

★☆☆	一般的なナースが正解したい内容
★★☆	循環器科につとめるナースなら理解しておきたい心電図
★★★	ハイレベル問題

問1

[45歳女性] 数日前から動悸を自覚したため来院。
モニター心電図から読み取れる疾患はなんでしょうか。

★☆☆

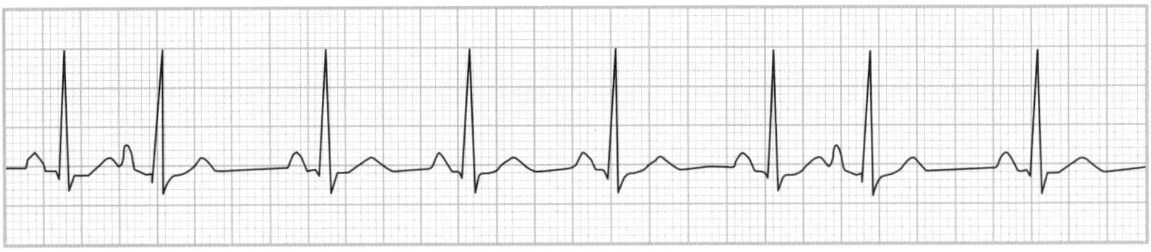

(正解 p.103)

▼選択肢

①洞調律　②1度房室ブロック　③心房性期外収縮　④心室性期外収縮

ワーク

●チェックリストに記入してみよう。

①測定条件の確認		
縦軸（電位）は10mm/1.0mVか？	はい・いいえ	
横軸（時間）は25mm/1秒か？	はい・いいえ	
②PP間隔・RR間隔の確認		
PP間隔	太マス（　　　）個	一定・不規則
心房の心拍数は？	300／（　　　）=（　　　）/分	
RR間隔	太マス（　　　）個	一定・不規則
心室の心拍数は？	300／（　　　）=（　　　）/分	
③P・QRS・T波の確認		
P波	細マス（　）個　=　（　　）秒	
QRS波	細マス（　）個　=　（　　）秒	
T波	陽性・陰性	
④PQ間隔の確認		
PQ間隔	細マス（　）個　=　（　　）秒	
⑤ST部分の確認		
ST部分	正常・ST低下・ST上昇	
⑥QT間隔の確認		
QT間隔はRR間隔の半分より	短い・長い	
QT延長	なし・あり	

●重要な所見を整理してみよう。

-
-
-
-
-
-

[65歳男性] 自覚症状なし。

モニター心電図から読み取れる疾患はなんでしょうか。

★☆☆

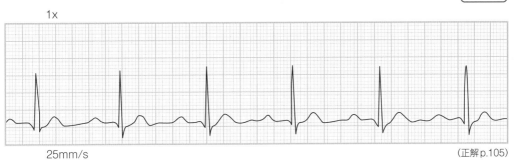

1x

25mm/s

(正解 p.105)

▼選択肢

①1度房室ブロック　②3度房室ブロック　③2度房室ブロック　④洞調律

●チェックリストに記入してみよう。

①測定条件の確認		
縦軸（電位）は10mm/1.0mVか？	はい・いいえ	
横軸（時間）は25mm/1秒か？	はい・いいえ	
②PP間隔・RR間隔の確認		
PP間隔	太マス（　　　）個	一定・不規則
心房の心拍数は？	300／（　　　）＝（　　　）/分	
RR間隔	太マス（　　　）個	一定・不規則
心室の心拍数は？	300／（　　　）＝（　　　）/分	
③P・QRS・T波の確認		
P波	細マス（　　）個　＝　（　　　）秒	
QRS波	細マス（　　）個　＝　（　　　）秒	
T波	陽性・陰性	
④PQ間隔の確認		
PQ間隔	細マス（　　）個　＝　（　　　）秒	
⑤ST部分の確認		
ST部分	正常・ST低下・ST上昇	
⑥QT間隔の確認		
QT間隔はRR間隔の半分より	短い・長い	
QT延長	なし・あり	

●重要な所見を整理してみよう。

[73歳女性] 胸の違和感を感じ来院。

モニター心電図から読み取れる疾患はなんでしょうか。

★☆☆

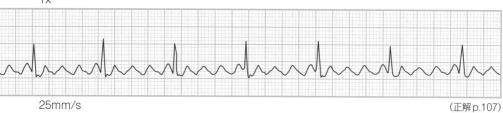

1x

25mm/s

(正解 p.107)

選択肢

①心房細動　②発作性上室性頻拍　③心房粗動　④心室頻拍

●チェックリストに記入してみよう。

①測定条件の確認		
縦軸（電位）は10mm/1.0mVか？	はい・いいえ	
横軸（時間）は25mm/1秒か？	はい・いいえ	
②PP間隔・RR間隔の確認		
PP間隔	太マス（　　　）個	一定・不規則
心房の心拍数は？	300／（　　　）＝（　　　）/分	
RR間隔	太マス（　　　）個	一定・不規則
心室の心拍数は？	300／（　　　）＝（　　　）/分	
③P・QRS・T波の確認		
P波	細マス（　）個　＝　（　　　）秒	
QRS波	細マス（　）個　＝　（　　　）秒	
T波	陽性・陰性	
④PQ間隔の確認		
PQ間隔	細マス（　）個　＝　（　　　）秒	
⑤ST部分の確認		
ST部分	正常・ST低下・ST上昇	
⑥QT間隔の確認		
QT間隔はRR間隔の半分より	短い・長い	
QT延長	なし・あり	

●重要な所見を整理してみよう。

・	・
・	・
・	・

[42歳男性] 朝の通勤中、駅で突然意識消失した。
救急隊が到着した際のモニター心電図。

モニター心電図から読み取れる疾患はなんでしょうか。

★☆☆

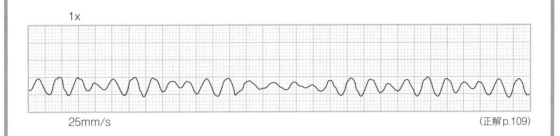

1x

25mm/s

(正解p.109)

▼選択肢

①心房細動　②洞性徐脈　③心室細動　④心室頻拍

●チェックリストに記入してみよう。

①測定条件の確認			
縦軸 (電位) は10mm/1.0mVか？	はい・いいえ		
横軸 (時間) は25mm/1秒か？	はい・いいえ		
②PP間隔・RR間隔の確認			
PP間隔	太マス（　　　）個		一定・不規則
心房の心拍数は？	300／（　　　）＝（　　　）/分		
RR間隔	太マス（　　　）個		一定・不規則
心室の心拍数は？	300／（　　　）＝（　　　）/分		
③P・QRS・T波の確認			
P波	細マス（　　）個　＝　（　　　）秒		
QRS波	細マス（　　）個　＝　（　　　）秒		
T波	陽性・陰性		
④PQ間隔の確認			
PQ間隔	細マス（　　）個　＝　（　　　）秒		
⑤ST部分の確認			
ST部分	正常・ST低下・ST上昇		
⑥QT間隔の確認			
QT間隔はRR間隔の半分より	短い・長い		
QT延長	なし・あり		

●重要な所見を整理してみよう。

・	・
・	・
・	・

問5 [26歳女性] 朝起きてから、脈の乱れが心配になり来院。

モニター心電図から読み取れる疾患はなんでしょうか。

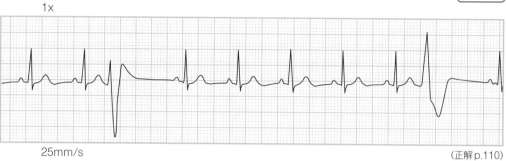

1x

25mm/s

(正解 p.110)

▼選択肢

①心室性期外収縮　②3度房室ブロック　③心房性期外収縮　④心室頻拍

●チェックリストに記入してみよう。

①測定条件の確認		
縦軸（電位）は10mm/1.0mVか？	はい・いいえ	
横軸（時間）は25mm/1秒か？	はい・いいえ	
②PP間隔・RR間隔の確認		
PP間隔	太マス（　　　）個	一定・不規則
心房の心拍数は？	300／（　　　）＝（　　　）/分	
RR間隔	太マス（　　　）個	一定・不規則
心室の心拍数は？	300／（　　　）＝（　　　）/分	
③P・QRS・T波の確認		
P波	細マス（　）個　＝　（　　　）秒	
QRS波	細マス（　）個　＝　（　　　）秒	
T波	陽性・陰性	
④PQ間隔の確認		
PQ間隔	細マス（　）個　＝　（　　　）秒	
⑤ST部分の確認		
ST部分	正常・ST低下・ST上昇	
⑥QT間隔の確認		
QT間隔はRR間隔の半分より	短い・長い	
QT延長	なし・あり	

●重要な所見を整理してみよう。

-
-
-

-
-
-

ワーク

[78歳男性] 数日前からめまいとふらつきがあり、
30分ほど前に意識を失って倒れたため来院。
モニター心電図から読み取れる疾患はなんでしょうか。

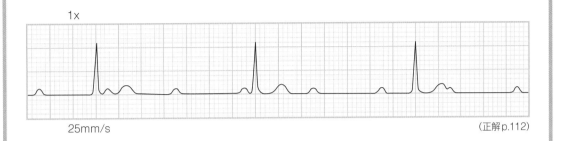

1x

25mm/s

(正解 p.112)

▼選択肢

①2度房室ブロック　②洞性徐脈　③3度房室ブロック　④心房性期外収縮

●チェックリストに記入してみよう。

①測定条件の確認		
縦軸（電位）は10mm/1.0mVか？	はい・いいえ	
横軸（時間）は25mm/1秒か？	はい・いいえ	
②PP間隔・RR間隔の確認		
PP間隔	太マス（　　　）個	一定・不規則
心房の心拍数は？	300／（　　　）＝（　　　）/分	
RR間隔	太マス（　　　）個	一定・不規則
心室の心拍数は？	300／（　　　）＝（　　　）/分	
③P・QRS・T波の確認		
P波	細マス（　）個　＝　（　　　）秒	
QRS波	細マス（　）個　＝　（　　　）秒	
T波	陽性・陰性	
④PQ間隔の確認		
PQ間隔	細マス（　）個　＝　（　　　）秒	
⑤ST部分の確認		
ST部分	正常・ST低下・ST上昇	
⑥QT間隔の確認		
QT間隔はRR間隔の半分より	短い・長い	
QT延長	なし・あり	

●重要な所見を整理してみよう。

・	・
・	・
・	・
・	

問7 [32歳女性] 2週間前から体のほてり、発汗、動悸を自覚し来院。

モニター心電図から読み取れる疾患はなんでしょうか。

★☆☆

1x

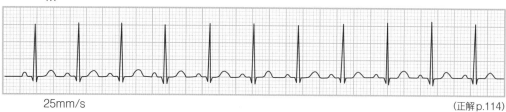

25mm/s

(正解p.114)

▼選択肢

①心房粗動　②洞性頻脈　③洞調律　④心房性期外収縮

 ワーク

●チェックリストに記入してみよう。

①測定条件の確認		
縦軸 (電位) は10mm/1.0mVか？	はい・いいえ	
横軸 (時間) は25mm/1秒か？	はい・いいえ	
②PP間隔・RR間隔の確認		
PP間隔	太マス（　　　）個	一定・不規則
心房の心拍数は？	300／（　　　）＝（　　　）/分	
RR間隔	太マス（　　　）個	一定・不規則
心室の心拍数は？	300／（　　　）＝（　　　）/分	
③P・QRS・T波の確認		
P波	細マス（　）個　＝　（　　　）秒	
QRS波	細マス（　）個　＝　（　　　）秒	
T波	陽性・陰性	
④PQ間隔の確認		
PQ間隔	細マス（　）個　＝　（　　　）秒	
⑤ST部分の確認		
ST部分	正常・ST低下・ST上昇	
⑥QT間隔の確認		
QT間隔はRR間隔の半分より	短い・長い	
QT延長	なし・あり	

●重要な所見を整理してみよう。

・	・
・	・
・	・
・	・

[56歳男性] 数週間前から動悸、疲れやすさを自覚し来院。

モニター心電図から読み取れる疾患はなんでしょうか。

★☆☆

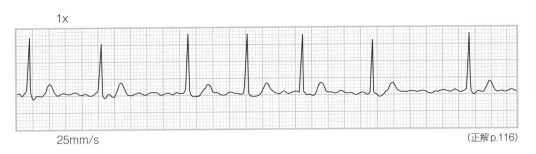

1x

25mm/s

（正解p.116）

▼選択肢

①心房細動　②2度房室ブロック　③心房性期外収縮　④心房粗動

●チェックリストに記入してみよう。

①測定条件の確認	
縦軸（電位）は10mm/1.0mVか？	はい・いいえ
横軸（時間）は25mm/1秒か？	はい・いいえ

②PP間隔・RR間隔の確認		
PP間隔	太マス（　　　）個	一定・不規則
心房の心拍数は？	300／（　　　）=（　　　）/分	
RR間隔	太マス（　　　）個	一定・不規則
心室の心拍数は？	300／（　　　）=（　　　）/分	

③P・QRS・T波の確認	
P波	細マス（　　）個　=（　　　）秒
QRS波	細マス（　　）個　=（　　　）秒
T波	陽性・陰性

④PQ間隔の確認	
PQ間隔	細マス（　　）個　=（　　　）秒

⑤ST部分の確認	
ST部分	正常・ST低下・ST上昇

⑥QT間隔の確認	
QT間隔はRR間隔の半分より	短い・長い
QT延長	なし・あり

●重要な所見を整理してみよう。

[63歳男性] 脈の乱れが心配になり来院。

モニター心電図から読み取れる疾患はなんでしょうか。

★★☆

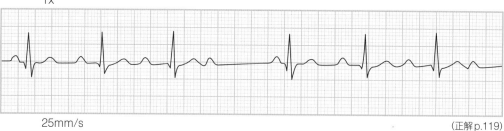

1x

25mm/s

(正解 p.119)

選択肢

①3度房室ブロック　②心房性期外収縮　③2度房室ブロック　④1度房室ブロック

●チェックリストに記入してみよう。

①測定条件の確認		
縦軸（電位）は10mm/1.0mVか？	はい・いいえ	
横軸（時間）は25mm/1秒か？	はい・いいえ	
②PP間隔・RR間隔の確認		
PP間隔	太マス（　　　）個	一定・不規則
心房の心拍数は？	300／（　　　）＝（　　　）/分	
RR間隔	太マス（　　　）個	一定・不規則
心室の心拍数は？	300／（　　　）＝（　　　）/分	
③P・QRS・T波の確認		
P波	細マス（　）個　＝（　　　）秒	
QRS波	細マス（　）個　＝（　　　）秒	
T波	陽性・陰性	
④PQ間隔の確認		
PQ間隔	細マス（　）個　＝（　　　）秒	
⑤ST部分の確認		
ST部分	正常・ST低下・ST上昇	
⑥QT間隔の確認		
QT間隔はRR間隔の半分より	短い・長い	
QT延長	なし・あり	

●重要な所見を整理してみよう。

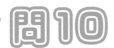 **問10**

[56歳女性] 急性心筋梗塞のカテーテル治療後でICUに入院
中。気分不快を自覚してナースコール。

モニター心電図から読み取れる疾患はなんでしょうか。 ★☆☆

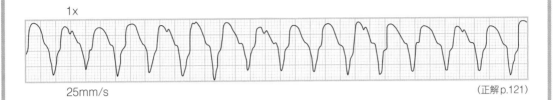

1x

25mm/s

(正解p.121)

▼選択肢

①心房細動　②心室頻拍　③心室細動　④洞性頻脈

●チェックリストに記入してみよう。

①測定条件の確認		
縦軸 (電位) は10mm/1.0mVか？	はい・いいえ	
横軸 (時間) は25mm/1秒か？	はい・いいえ	
②PP間隔・RR間隔の確認		
PP間隔	太マス（　　　）個	一定・不規則
心房の心拍数は？	300／（　　　）＝（　　　）/分	
RR間隔	太マス（　　　）個	一定・不規則
心室の心拍数は？	300／（　　　）＝（　　　）/分	
③P・QRS・T波の確認		
P波	細マス（　）個　＝　（　　　）秒	
QRS波	細マス（　）個　＝　（　　　）秒	
T波	陽性・陰性	
④PQ間隔の確認		
PQ間隔	細マス（　）個　＝　（　　　）秒	
⑤ST部分の確認		
ST部分	正常・ST低下・ST上昇	
⑥QT間隔の確認		
QT間隔はRR間隔の半分より	短い・長い	
QT延長	なし・あり	

●重要な所見を整理してみよう。

・	・
・	・
・	・
・	

問11

[34歳女性] 自覚症状なし。

モニター心電図から読み取れる疾患はなんでしょうか。

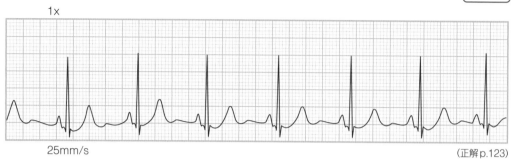

1x

25mm/s

(正解 p.123)

▼選択肢

①洞性頻脈　②1度房室ブロック　③正常洞調律　④洞性徐脈

●チェックリストに記入してみよう。

①測定条件の確認		
縦軸（電位）は10mm/1.0mVか？	はい・いいえ	
横軸（時間）は25mm/1秒か？	はい・いいえ	
②PP間隔・RR間隔の確認		
PP間隔	太マス（　　　）個	一定・不規則
心房の心拍数は？	300／（　　　）=（　　　）/分	
RR間隔	太マス（　　　）個	一定・不規則
心室の心拍数は？	300／（　　　）=（　　　）/分	
③P・QRS・T波の確認		
P波	細マス（　　）個 =（　　　）秒	
QRS波	細マス（　　）個 =（　　　）秒	
T波	陽性・陰性	
④PQ間隔の確認		
PQ間隔	細マス（　　）個 =（　　　）秒	
⑤ST部分の確認		
ST部分	正常・ST低下・ST上昇	
⑥QT間隔の確認		
QT間隔はRR間隔の半分より	短い・長い	
QT延長	なし・あり	

●重要な所見を整理してみよう。

- ・
- ・
- ・

- ・
- ・
- ・

問12

[45歳男性] 1時間前から突然動悸を自覚したため来院。
モニター心電図から読み取れる疾患はなんでしょうか。

★☆☆

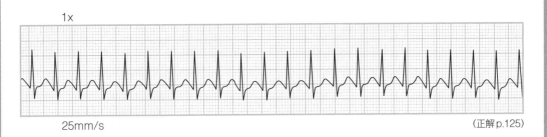

1x

25mm/s

(正解 p.125)

▼選択肢

①発作性上室性頻拍　②洞性頻脈　③心室頻拍　④心房粗動

 ワーク

●チェックリストに記入してみよう。

①測定条件の確認		
縦軸 (電位) は10mm/1.0mVか？	はい・いいえ	
横軸 (時間) は25mm/1秒か？	はい・いいえ	
②PP間隔・RR間隔の確認		
PP間隔	太マス（　　　）個	一定・不規則
心房の心拍数は？	300／（　　　）＝（　　　）/分	
RR間隔	太マス（　　　）個	一定・不規則
心室の心拍数は？	300／（　　　）＝（　　　）/分	
③P・QRS・T波の確認		
P波	細マス（　）個 ＝ （　　）秒	
QRS波	細マス（　）個 ＝ （　　）秒	
T波	陽性・陰性	
④PQ間隔の確認		
PQ間隔	細マス（　）個 ＝ （　　）秒	
⑤ST部分の確認		
ST部分	正常・ST低下・ST上昇	
⑥QT間隔の確認		
QT間隔はRR間隔の半分より	短い・長い	
QT延長	なし・あり	

●重要な所見を整理してみよう。

問13

[81歳女性] 1カ月前からめまいやふらつきを感じるように
なり来院。

モニター心電図から読み取れる疾患はなんでしょうか。

★☆☆

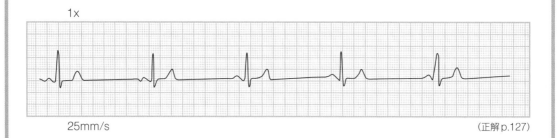

1x

25mm/s

(正解 p.127)

▼選択肢

①洞調律　②3度房室ブロック　③2度房室ブロック　④洞性徐脈

●チェックリストに記入してみよう。

①測定条件の確認		
縦軸 (電位) は10mm/1.0mVか？	はい・いいえ	
横軸 (時間) は25mm/1秒か？	はい・いいえ	
②PP間隔・RR間隔の確認		
PP間隔	太マス（　　　）個	一定・不規則
心房の心拍数は？	300／（　　　）＝（　　　　）/分	
RR間隔	太マス（　　　）個	一定・不規則
心室の心拍数は？	300／（　　　）＝（　　　　）/分	
③P・QRS・T波の確認		
P波	細マス（　）個 ＝ （　　　）秒	
QRS波	細マス（　）個 ＝ （　　　）秒	
T波	陽性・陰性	
④PQ間隔の確認		
PQ間隔	細マス（　）個 ＝ （　　　）秒	
⑤ST部分の確認		
ST部分	正常・ST低下・ST上昇	
⑥QT間隔の確認		
QT間隔はRR間隔の半分より	短い・長い	
QT延長	なし・あり	

●重要な所見を整理してみよう。

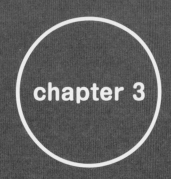

chapter 3

全力投球の10問

· ·

「心電図はもう怖くない！」と自信のある方に試してほしい10問。

中級～上級問題です。

● このchapterの使い方

心電図から疾患を推測しましょう。難易度を3段階で表示しています。
学習の成果を確認しましょう！

★☆☆ 一般的なナースが正解したい内容

★★☆ 循環器科につとめるナースなら理解しておきたい心電図

★★★ ハイレベル問題

[78歳男性]自覚症状なし。

モニター心電図から読み取れる疾患はなんでしょうか。

★★☆

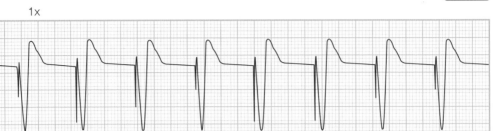

1x

25mm/s

(正解p.129)

▼選択肢

①心室頻拍　②心室ペースメーカー波形　③心室性期外収縮　④正常洞調律

●チェックリストに記入してみよう。

①測定条件の確認	
縦軸(電位)は10mm/1.0mVか?	はい・いいえ
横軸(時間)は25mm/1秒か?	はい・いいえ

②PP間隔・RR間隔の確認		
PP間隔	太マス(　　　)個	一定・不規則
心房の心拍数は?	300／(　　　)＝(　　　)/分	
RR間隔	太マス(　　　)個	一定・不規則
心室の心拍数は?	300／(　　　)＝(　　　)/分	

③P・QRS・T波の確認	
P波	細マス(　)個 ＝ (　　　)秒
QRS波	細マス(　)個 ＝ (　　　)秒
T波	陽性・陰性

④PQ間隔の確認	
PQ間隔	細マス(　)個 ＝ (　　　)秒

⑤ST部分の確認	
ST部分	正常・ST低下・ST上昇

⑥QT間隔の確認	
QT間隔はRR間隔の半分より	短い・長い
QT延長	なし・あり

●重要な所見を整理してみよう。

- ・
- ・
- ・
- ・

・
・
・

[64歳男性]朝起きて脈が飛んでいることに気がつき来院。
モニター心電図から読み取れる疾患はなんでしょうか。

1x

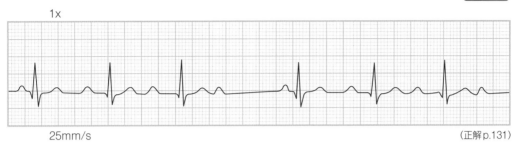

25mm/s

(正解p.131)

▼選択肢

①1度房室ブロック　②Mobitz Ⅱ型2度房室ブロック
③3度房室ブロック　④Wenckebach型2度房室ブロック

●チェックリストに記入してみよう。

①測定条件の確認		
縦軸（電位）は10mm/1.0mVか？	はい・いいえ	
横軸（時間）は25mm/1秒か？	はい・いいえ	
②PP間隔・RR間隔の確認		
PP間隔	太マス（　　　）個	一定・不規則
心房の心拍数は？	300／（　　　）＝（　　　）/分	
RR間隔	太マス（　　　）個	一定・不規則
心室の心拍数は？	300／（　　　）＝（　　　）/分	
③P・QRS・T波の確認		
P波	細マス（　）個　＝　（　　）秒	
QRS波	細マス（　）個　＝　（　　）秒	
T波	陽性・陰性	
④PQ間隔の確認		
PQ間隔	細マス（　）個　＝　（　　）秒	
⑤ST部分の確認		
ST部分	正常・ST低下・ST上昇	
⑥QT間隔の確認		
QT間隔はRR間隔の半分より	短い・長い	
QT延長	なし・あり	

●重要な所見を整理してみよう。

- ・
- ・
- ・

[81歳女性] 整形外科で大腿骨骨折の手術後、入院中のモニター心電図。軽いめまいの症状を認めた。

モニター心電図から読み取れる疾患はなんでしょうか。

★★☆

1x

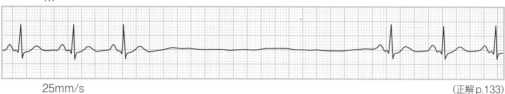

25mm/s

(正解 p.133)

▼選択肢

①洞停止　②洞性徐脈　③心房性期外収縮　④Wenckebach型2度房室ブロック

●チェックリストに記入してみよう。

①測定条件の確認		
縦軸 (電位) は10mm/1.0mVか？	はい・いいえ	
横軸 (時間) は25mm/1秒か？	はい・いいえ	
②PP間隔・RR間隔の確認		
PP間隔	太マス（　　　）個	一定・不規則
心房の心拍数は？	300／（　　　）＝（　　　）/分	
RR間隔	太マス（　　　）個	一定・不規則
心室の心拍数は？	300／（　　　）＝（　　　）/分	
③P・QRS・T波の確認		
P波	細マス（　　）個 ＝ （　　　）秒	
QRS波	細マス（　　）個 ＝ （　　　）秒	
T波	陽性・陰性	
④PQ間隔の確認		
PQ間隔	細マス（　　）個 ＝ （　　　）秒	
⑤ST部分の確認		
ST部分	正常・ST低下・ST上昇	
⑥QT間隔の確認		
QT間隔はRR間隔の半分より	短い・長い	
QT延長	なし・あり	

●重要な所見を整理してみよう。

・　　　　　　　　　　　　　　　　・
・　　　　　　　　　　　　　　　　・
・　　　　　　　　　　　　　　　　・

問4

[78歳男性] 2時間ほど前から動悸を自覚したため来院。

モニター心電図から読み取れる疾患はなんでしょうか。

★★★

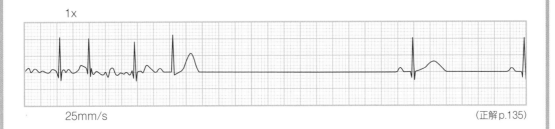

1x

25mm/s

（正解 p.135）

▼選択肢

①洞性徐脈　②洞停止　③徐脈頻脈症候群　④3度房室ブロック

 ワーク

●チェックリストに記入してみよう。

①測定条件の確認		
縦軸（電位）は10mm/1.0mVか？	はい・いいえ	
横軸（時間）は25mm/1秒か？	はい・いいえ	
②PP間隔・RR間隔の確認		
PP間隔	太マス（　　　）個	一定・不規則
心房の心拍数は？	300／（　　　　）＝（　　　　）/分	
RR間隔	太マス（　　　）個	一定・不規則
心室の心拍数は？	300／（　　　　）＝（　　　　）/分	
③P・QRS・T波の確認		
P波	細マス（　　）個　＝　（　　　）秒	
QRS波	細マス（　　）個　＝　（　　　）秒	
T波	陽性・陰性	
④PQ間隔の確認		
PQ間隔	細マス（　　）個　＝　（　　　）秒	
⑤ST部分の確認		
ST部分	正常・ST低下・ST上昇	
⑥QT間隔の確認		
QT間隔はRR間隔の半分より	短い・長い	
QT延長	なし・あり	

●重要な所見を整理してみよう。

・	・
・	・
・	・

[84歳女性] 1週間前からめまい、ふらつきを自覚するため来院。
モニター心電図から読み取れる疾患はなんでしょうか。

★☆☆

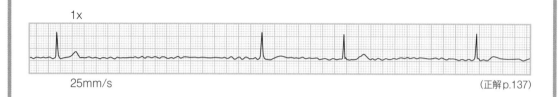

1x

25mm/s

(正解 p.137)

▼選択肢

①洞性徐脈　②徐脈性心房細動　③洞停止　④3度房室ブロック

●チェックリストに記入してみよう。

①測定条件の確認		
縦軸 (電位) は10mm/1.0mVか？	はい・いいえ	
横軸 (時間) は25mm/1秒か？	はい・いいえ	
②PP間隔・RR間隔の確認		
PP間隔	太マス（　　　）個	一定・不規則
心房の心拍数は？	300／（　　　）＝（　　　）/分	
RR間隔	太マス（　　　）個	一定・不規則
心室の心拍数は？	300／（　　　）＝（　　　）/分	
③P・QRS・T波の確認		
P波	細マス（　）個　＝（　　　）秒	
QRS波	細マス（　）個　＝（　　　）秒	
T波	陽性・陰性	
④PQ間隔の確認		
PQ間隔	細マス（　）個　＝（　　　）秒	
⑤ST部分の確認		
ST部分	正常・ST低下・ST上昇	
⑥QT間隔の確認		
QT間隔はRR間隔の半分より	短い・長い	
QT延長	なし・あり	

●重要な所見を整理してみよう。

・	・
・	・
・	・

問6

[54歳女性] 自覚症状なし。

モニター心電図から読み取れる疾患はなんでしょうか。

★★☆

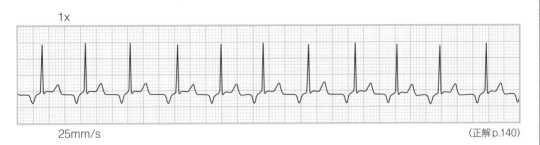

1x

25mm/s

(正解p.140)

▼選択肢

①心房粗動　②正常洞調律　③洞性頻脈　④異所性心房調律

 ワーク

●チェックリストに記入してみよう。

①測定条件の確認		
縦軸 (電位) は10mm/1.0mVか？	はい・いいえ	
横軸 (時間) は25mm/1秒か？	はい・いいえ	
②PP間隔・RR間隔の確認		
PP間隔	太マス（　　　　）個	一定・不規則
心房の心拍数は？	300／（　　　　）＝（　　　　）/分	
RR間隔	太マス（　　　　）個	一定・不規則
心室の心拍数は？	300／（　　　　）＝（　　　　）/分	
③P・QRS・T波の確認		
P波	細マス（　　）個　＝　（　　　　）秒	
QRS波	細マス（　　）個　＝　（　　　　）秒	
T波	陽性・陰性	
④PQ間隔の確認		
PQ間隔	細マス（　　）個　＝　（　　　　）秒	
⑤ST部分の確認		
ST部分	正常・ST低下・ST上昇	
⑥QT間隔の確認		
QT間隔はRR間隔の半分より	短い・長い	
QT延長	なし・あり	

●重要な所見を整理してみよう。

・	・
・	・
・	・

[42歳男性] 30分前から動悸を自覚したため来院。
モニター心電図から読み取れる疾患はなんでしょうか。

★★★

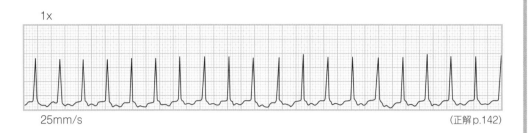

1x

25mm/s

(正解 p.142)

▼選択肢

①発作性上室性頻拍　②心室頻拍　③心房細動　④洞性頻脈

●チェックリストに記入してみよう。

①測定条件の確認		
縦軸（電位）は10mm/1.0mVか？	はい・いいえ	
横軸（時間）は25mm/1秒か？	はい・いいえ	
②PP間隔・RR間隔の確認		
PP間隔	太マス（　　　）個	一定・不規則
心房の心拍数は？	300／（　　　）＝（　　　　　）/分	
RR間隔	太マス（　　　）個	一定・不規則
心室の心拍数は？	300／（　　　）＝（　　　　）/分	
③P・QRS・T波の確認		
P波	細マス（　　）個　＝（　　　）秒	
QRS波	細マス（　　）個　＝（　　　）秒	
T波	陽性・陰性	
④PQ間隔の確認		
PQ間隔	細マス（　　）個　＝（　　　）秒	
⑤ST部分の確認		
ST部分	正常・ST低下・ST上昇	
⑥QT間隔の確認		
QT間隔はRR間隔の半分より	短い・長い	
QT延長	なし・あり	

●重要な所見を整理してみよう。

・	・
・	・
・	

[53歳女性] 数日前から脈の乱れを自覚したため来院。

モニター心電図から読み取れる疾患はなんでしょうか。

★☆☆

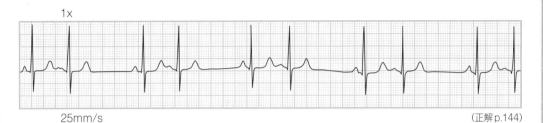

1x

25mm/s

(正解 p.144)

▼選択肢

①正常洞調律	②心室性期外収縮（二段脈）
③Mobitz Ⅱ型2度房室ブロック	④心房性期外収縮（二段脈）

●チェックリストに記入してみよう。

①測定条件の確認		
縦軸（電位）は10mm/1.0mVか？	はい・いいえ	
横軸（時間）は25mm/1秒か？	はい・いいえ	
②PP間隔・RR間隔の確認		
PP間隔	太マス（　　　）個	一定・不規則
心房の心拍数は？	300／（　　　）＝（　　　）/分	
RR間隔	太マス（　　　）個	一定・不規則
心室の心拍数は？	300／（　　　）＝（　　　）/分	
③P・QRS・T波の確認		
P波	細マス（　）個 ＝ （　　　）秒	
QRS波	細マス（　）個 ＝ （　　　）秒	
T波	陽性・陰性	
④PQ間隔の確認		
PQ間隔	細マス（　）個 ＝ （　　　）秒	
⑤ST部分の確認		
ST部分	正常・ST低下・ST上昇	
⑥QT間隔の確認		
QT間隔はRR間隔の半分より	短い・長い	
QT延長	なし・あり	

●重要な所見を整理してみよう。

・	・
・	・
・	・

[42歳男性] 自覚症状なし。

モニター心電図から読み取れる疾患はなんでしょうか。

★★★

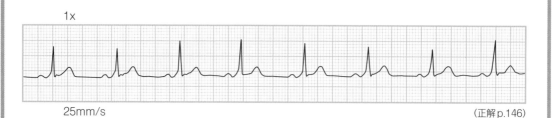

1x

25mm/s

(正解 p.146)

▼選択肢

①正常洞調律　②洞性頻脈　③WPW症候群　④異所性心房調律

●チェックリストに記入してみよう。

①測定条件の確認		
縦軸（電位）は10mm/1.0mVか？	はい・いいえ	
横軸（時間）は25mm/1秒か？	はい・いいえ	
②PP間隔・RR間隔の確認		
PP間隔	太マス（　　　）個	一定・不規則
心房の心拍数は？	300／（　　　）＝（　　　　）/分	
RR間隔	太マス（　　　）個	一定・不規則
心室の心拍数は？	300／（　　　）＝（　　　　）/分	
③P・QRS・T波の確認		
P波	細マス（　　）個　＝　（　　　）秒	
QRS波	細マス（　　）個　＝　（　　　）秒	
T波	陽性・陰性	
④PQ間隔の確認		
PQ間隔	細マス（　　）個　＝　（　　　）秒	
⑤ST部分の確認		
ST部分	正常・ST低下・ST上昇	
⑥QT間隔の確認		
QT間隔はRR間隔の半分より	短い・長い	
QT延長	なし・あり	

●重要な所見を整理してみよう。

・	・
・	・
・	・

問10

[68歳女性] 自覚症状なし。最近、心房細動に対して
抗不整脈薬の内服を開始した。

モニター心電図から読み取れる疾患はなんでしょうか。

★★☆

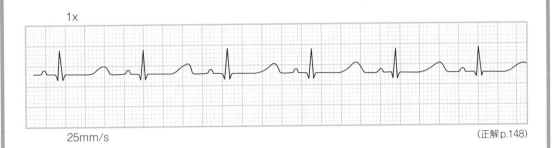

1x

25mm/s

(正解 p.148)

▼選択肢

①QT延長症候群　②心房性期外収縮　③正常洞調律　④洞性徐脈

●チェックリストに記入してみよう。

①測定条件の確認			
縦軸 (電位) は10mm/1.0mVか？	はい・いいえ		
横軸 (時間) は25mm/1秒か？	はい・いいえ		
②PP間隔・RR間隔の確認			
PP間隔	太マス（　　　）個		一定・不規則
心房の心拍数は？	300／（　　　　）＝（　　　　）/分		
RR間隔	太マス（　　　）個		一定・不規則
心室の心拍数は？	300／（　　　　）＝（　　　　）/分		
③P・QRS・T波の確認			
P波	細マス（　　）個　＝　（　　　　）秒		
QRS波	細マス（　　）個　＝　（　　　　）秒		
T波	陽性・陰性		
④PQ間隔の確認			
PQ間隔	細マス（　　）個　＝　（　　　　）秒		
⑤ST部分の確認			
ST部分	正常・ST低下・ST上昇		
⑥QT間隔の確認			
QT間隔はRR間隔の半分より	短い・長い		
QT延長	なし・あり		

●重要な所見を整理してみよう。

・	・
・	・
・	・
・	

MEMO

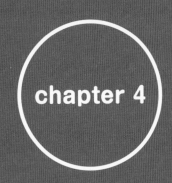

chapter 4

完全燃焼の10問

「心電図はマスターした！」なんて言ってみたいアナタに試してほしい10問。
上級問題です。

●このchapterの使い方
心電図から疾患を推測しましょう。難易度を3段階で表示しています。
学習の成果を確認しましょう！

★☆☆ 一般的なナースが正解したい内容

★★☆ 循環器科につとめるナースなら理解しておきたい心電図

★★★ ハイレベル問題

モニター心電図から読み取れる疾患はなんでしょうか。

★★☆

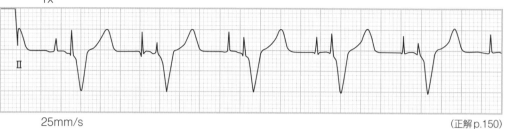
1x

II

25mm/s

(正解p.150)

▼選択肢

①心房・心室ペースメーカー波形	②心室性期外収縮頻発
③心室ペースメーカー波形	④正常洞調律

 ワーク

●チェックリストに記入してみよう。

①測定条件の確認		
縦軸(電位)は10mm/1.0mVか?	はい・いいえ	
横軸(時間)は25mm/1秒か?	はい・いいえ	
②PP間隔・RR間隔の確認		
PP間隔	太マス( )個	一定・不規則
心房の心拍数は?	300／( )=( )/分	
RR間隔	太マス( )個	一定・不規則
心室の心拍数は?	300／( )=( )/分	
③P・QRS・T波の確認		
P波	細マス( )個 = ( )秒	
QRS波	細マス( )個 = ( )秒	
T波	陽性・陰性	
④PQ間隔の確認		
PQ間隔	細マス( )個 = ( )秒	
⑤ST部分の確認		
ST部分	正常・ST低下・ST上昇	
⑥QT間隔の確認		
QT間隔はRR間隔の半分より	短い・長い	
QT延長	なし・あり	

●重要な所見を整理してみよう。

・	・
・	・
・	・

問2 [86歳男性] 数日前からめまい、気分不快を自覚したため来院。

モニター心電図から読み取れる疾患はなんでしょうか。

★★★

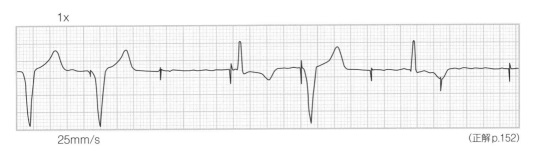

1x

25mm/s

(正解 p.152)

▼選択肢

①心室ペースメーカー波形　②心房ペースメーカー波形　③心室性期外収縮　④ペースメーカー不全

●チェックリストに記入してみよう。

①測定条件の確認		
縦軸（電位）は10mm/1.0mVか？	はい・いいえ	
横軸（時間）は25mm/1秒か？	はい・いいえ	
②PP間隔・RR間隔の確認		
PP間隔	太マス（　　　）個	一定・不規則
心房の心拍数は？	300／（　　　）＝（　　　）/分	
RR間隔	太マス（　　　）個	一定・不規則
心室の心拍数は？	300／（　　　）＝（　　　）/分	
③P・QRS・T波の確認		
P波	細マス（　）個 ＝（　　）秒	
QRS波	細マス（　）個 ＝（　　）秒	
T波	陽性・陰性	
④PQ間隔の確認		
PQ間隔	細マス（　）個 ＝（　　）秒	
⑤ST部分の確認		
ST部分	正常・ST低下・ST上昇	
⑥QT間隔の確認		
QT間隔はRR間隔の半分より	短い・長い	
QT延長	なし・あり	

●重要な所見を整理してみよう。

・	・
・	・
・	・
・	・

[73歳男性] 1週間ほど前から脈の乱れを自覚したため来院。
モニター心電図から読み取れる疾患はなんでしょうか。

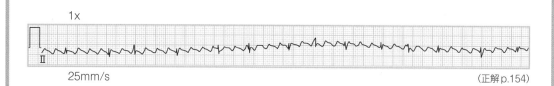

1x

II

25mm/s

(正解 p.154)

▼選択肢

①心房粗動　②心室細動　③心房細動　④心室頻拍

●チェックリストに記入してみよう。

①測定条件の確認	
縦軸（電位）は10mm/1.0mVか？	はい・いいえ
横軸（時間）は25mm/1秒か？	はい・いいえ

②PP間隔・RR間隔の確認		
PP間隔	太マス（　　　）個	一定・不規則
心房の心拍数は？	300／（　　　）＝（　　　）/分	
RR間隔	太マス（　　　）個	一定・不規則
心室の心拍数は？	300／（　　　）＝（　　　）/分	

③P・QRS・T波の確認	
P波	細マス（　）個　＝（　　　）秒
QRS波	細マス（　）個　＝（　　　）秒
T波	陽性・陰性

④PQ間隔の確認	
PQ間隔	細マス（　）個　＝（　　　）秒

⑤ST部分の確認	
ST部分	正常・ST低下・ST上昇

⑥QT間隔の確認	
QT間隔はRR間隔の半分より	短い・長い
QT延長	なし・あり

●重要な所見を整理してみよう。

-
-
-

-
-
-

問4

[63歳女性] 急性心筋梗塞のカテーテル治療後、
一般病棟に入院中。自覚症状なし。

モニター心電図から読み取れる疾患はなんでしょうか。

★☆☆

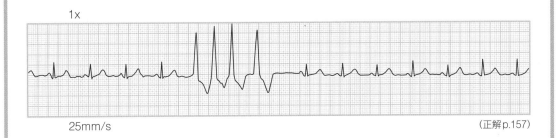

1x

25mm/s

(正解p.157)

▼選択肢

①非持続性心室頻拍 　②心房性期外収縮 　③心室性期外収縮 　④WPW症候群

 ワーク

●チェックリストに記入してみよう。

①測定条件の確認		
縦軸 (電位) は10mm/1.0mVか？	はい・いいえ	
横軸 (時間) は25mm/1秒か？	はい・いいえ	
②PP間隔・RR間隔の確認		
PP間隔	太マス（　　　）個	一定・不規則
心房の心拍数は？	300／（　　　）＝（　　　）/分	
RR間隔	太マス（　　　）個	一定・不規則
心室の心拍数は？	300／（　　　）＝（　　　）/分	
③P・QRS・T波の確認		
P波	細マス（　　）個 ＝ （　　　）秒	
QRS波	細マス（　　）個 ＝ （　　　）秒	
T波	陽性・陰性	
④PQ間隔の確認		
PQ間隔	細マス（　　）個 ＝ （　　　）秒	
⑤ST部分の確認		
ST部分	正常・ST低下・ST上昇	
⑥QT間隔の確認		
QT間隔はRR間隔の半分より	短い・長い	
QT延長	なし・あり	

●重要な所見を整理してみよう。

- ・
- ・
- ・

- ・
- ・
- ・

4

完全燃焼の10問

[62歳男性] 急性心筋梗塞のカテーテル治療後、ICUに入院中。
突然意識消失した。

モニター心電図から読み取れる疾患はなんでしょうか。

1x

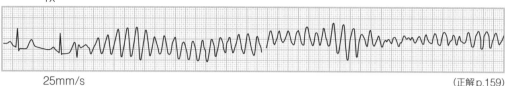

25mm/s

(正解p.159)

▼選択肢

①Torsades de pointes　②心房細動　③心房粗動　④発作性上室性頻拍

●チェックリストに記入してみよう。

①測定条件の確認		
縦軸 (電位) は10mm/1.0mVか？	はい・いいえ	
横軸 (時間) は25mm/1秒か？	はい・いいえ	
②PP間隔・RR間隔の確認		
PP間隔	太マス（　　　）個	一定・不規則
心房の心拍数は？	300／（　　　）＝（　　　）/分	
RR間隔	太マス（　　　）個	一定・不規則
心室の心拍数は？	300／（　　　）＝（　　　）/分	
③P・QRS・T波の確認		
P波	細マス（　　）個　＝（　　　）秒	
QRS波	細マス（　　）個　＝（　　　）秒	
T波	陽性・陰性	
④PQ間隔の確認		
PQ間隔	細マス（　　）個　＝（　　　）秒	
⑤ST部分の確認		
ST部分	正常・ST低下・ST上昇	
⑥QT間隔の確認		
QT間隔はRR間隔の半分より	短い・長い	
QT延長	なし・あり	

●重要な所見を整理してみよう。

・	・
・	・
・	

問6 [52歳女性] 2、3日前から動悸を自覚したため来院。
モニター心電図から読み取れる疾患はなんでしょうか。 ★★☆

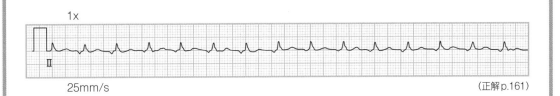

1x

II

25mm/s

(正解p.161)

▼選択肢

①発作性上室性頻拍　②心房頻拍　③心房粗動　④心房細動

 ワーク

●チェックリストに記入してみよう。

①測定条件の確認	
縦軸（電位）は10mm/1.0mVか？	はい・いいえ
横軸（時間）は25mm/1秒か？	はい・いいえ

②PP間隔・RR間隔の確認		
PP間隔	太マス（　　　）個	一定・不規則
心房の心拍数は？	300／（　　　）＝（　　　）/分	
RR間隔	太マス（　　　）個	一定・不規則
心室の心拍数は？	300／（　　　）＝（　　　）/分	

③P・QRS・T波の確認	
P波	細マス（　　）個　＝　（　　　）秒
QRS波	細マス（　　）個　＝　（　　　）秒
T波	陽性・陰性

④PQ間隔の確認	
PQ間隔	細マス（　　）個　＝　（　　　）秒

⑤ST部分の確認	
ST部分	正常・ST低下・ST上昇

⑥QT間隔の確認	
QT間隔はRR間隔の半分より	短い・長い
QT延長	なし・あり

●重要な所見を整理してみよう。

- ・
- ・
- ・

[65歳男性] 心筋梗塞でカテーテル治療後。
数日前から気分不快を自覚して来院。

モニター心電図から読み取れる疾患はなんでしょうか。

★★★

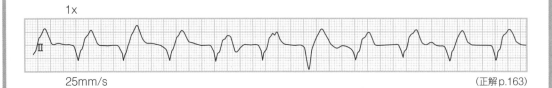

1x

Ⅱ

25mm/s

(正解 p.163)

▼選択肢

①心室ペースメーカー波形　②心室頻拍　③心室性期外収縮　④促進型心室固有調律

●チェックリストに記入してみよう。

①測定条件の確認		
縦軸 (電位) は10mm/1.0mVか?	はい・いいえ	
横軸 (時間) は25mm/1秒か?	はい・いいえ	
②PP間隔・RR間隔の確認		
PP間隔	太マス (　　　) 個	一定・不規則
心房の心拍数は?	300／(　　　) = (　　　) /分	
RR間隔	太マス (　　　) 個	一定・不規則
心室の心拍数は?	300／(　　　) = (　　　) /分	
③P・QRS・T波の確認		
P波	細マス (　　) 個 = (　　　) 秒	
QRS波	細マス (　　) 個 = (　　　) 秒	
T波	陽性・陰性	
④PQ間隔の確認		
PQ間隔	細マス (　　) 個 = (　　　) 秒	
⑤ST部分の確認		
ST部分	正常・ST低下・ST上昇	
⑥QT間隔の確認		
QT間隔はRR間隔の半分より	短い・長い	
QT延長	なし・あり	

●重要な所見を整理してみよう。

- ・
- ・
- ・

- ・
- ・
- ・

[77歳男性] 1週間前からめまい、ふらつきを自覚したため来院。

モニター心電図から読み取れる疾患はなんでしょうか。

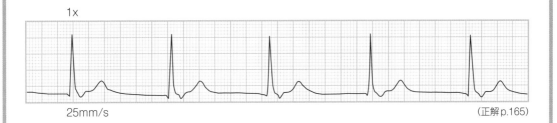

1x

25mm/s

(正解p.165)

▼選択肢

①WPW症候群　②接合部調律　③洞性徐脈　④正常洞調律

●チェックリストに記入してみよう。

①測定条件の確認		
縦軸（電位）は10mm/1.0mVか？	はい・いいえ	
横軸（時間）は25mm/1秒か？	はい・いいえ	
②PP間隔・RR間隔の確認		
PP間隔	太マス（　　　）個	一定・不規則
心房の心拍数は？	300／（　　　）＝（　　　）/分	
RR間隔	太マス（　　　）個	一定・不規則
心室の心拍数は？	300／（　　　）＝（　　　）/分	
③P・QRS・T波の確認		
P波	細マス（　）個　＝　（　　　）秒	
QRS波	細マス（　）個　＝　（　　　）秒	
T波	陽性・陰性	
④PQ間隔の確認		
PQ間隔	細マス（　）個　＝　（　　　）秒	
⑤ST部分の確認		
ST部分	正常・ST低下・ST上昇	
⑥QT間隔の確認		
QT間隔はRR間隔の半分より	短い・長い	
QT延長	なし・あり	

●重要な所見を整理してみよう。

・　　　　　　　　　　　　　　　　　・
・　　　　　　　　　　　　　　　　　・
・　　　　　　　　　　　　　　　　　・
・　　　　　　　　　　　　　　　　　・

[54歳女性] 1カ月ほど前から脈の乱れを自覚して来院。

モニター心電図から読み取れる疾患はなんでしょうか。

★☆☆

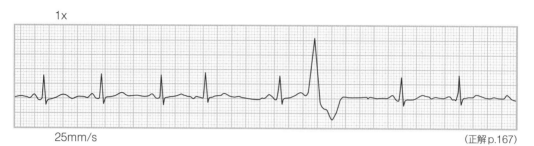

1x

25mm/s

(正解 p.167)

▼選択肢

①心室性期外収縮　②2度房室ブロック　③正常洞調律　④心室性期外収縮＋心房性期外収縮

●チェックリストに記入してみよう。

①測定条件の確認		
縦軸 (電位) は10mm/1.0mVか？	はい・いいえ	
横軸 (時間) は25mm/1秒か？	はい・いいえ	
②PP間隔・RR間隔の確認		
PP間隔	太マス（　　　）個	一定・不規則
心房の心拍数は？	300／（　　　）=（　　　）/分	
RR間隔	太マス（　　　）個	一定・不規則
心室の心拍数は？	300／（　　　）=（　　　）/分	
③P・QRS・T波の確認		
P波	細マス（　　）個 =（　　　）秒	
QRS波	細マス（　　）個 =（　　　）秒	
T波	陽性・陰性	
④PQ間隔の確認		
PQ間隔	細マス（　　）個 =（　　　）秒	
⑤ST部分の確認		
ST部分	正常・ST低下・ST上昇	
⑥QT間隔の確認		
QT間隔はRR間隔の半分より	短い・長い	
QT延長	なし・あり	

●重要な所見を整理してみよう。

・	・
・	・
・	・

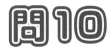 **問10** [67歳女性] 朝起きてから動悸を自覚して来院。
モニター心電図から読み取れる疾患はなんでしょうか。

★☆☆

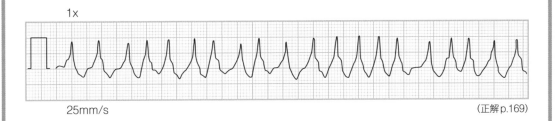

1x

25mm/s

(正解p.169)

▼選択肢

①心室細動　②完全右脚ブロック　③偽性心室頻拍　④心室頻拍

 ワーク

●チェックリストに記入してみよう。

①測定条件の確認		
縦軸 (電位) は10mm/1.0mVか？	はい・いいえ	
横軸 (時間) は25mm/1秒か？	はい・いいえ	
②PP間隔・RR間隔の確認		
PP間隔	太マス（　　　）個	一定・不規則
心房の心拍数は？	300／（　　　）=（　　　）/分	
RR間隔	太マス（　　　）個	一定・不規則
心室の心拍数は？	300／（　　　）=（　　　）/分	
③P・QRS・T波の確認		
P波	細マス（　　）個　=　（　　　）秒	
QRS波	細マス（　　）個　=　（　　　）秒	
T波	陽性・陰性	
④PQ間隔の確認		
PQ間隔	細マス（　　）個　=　（　　　）秒	
⑤ST部分の確認		
ST部分	正常・ST低下・ST上昇	
⑥QT間隔の確認		
QT間隔はRR間隔の半分より	短い・長い	
QT延長	なし・あり	

●重要な所見を整理してみよう。

・　　　　　　　　　　　　　　　　　・
・　　　　　　　　　　　　　　　　　・
・　　　　　　　　　　　　　　　　　・
・

MEMO

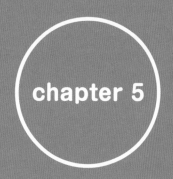

chapter 5

解答例と解説

問題を解き終えたら、解答例と解説を確認しましょう！

chapter 1 の解答例と解説

問 1

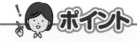

P波、QRS波、T波が規則正しく現れ、順序よく繰り返されていて、心拍数も正常範囲にあるのが**正常洞調律**（**NSR** *）です。

正　解

④ 正常洞調律

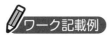

●チェックリスト

①測定条件の確認	
縦軸（電位）は10mm/1.0mVか？	はい・いいえ
横軸（時間）は25mm/1秒か？	はい・いいえ
②PP間隔・RR間隔の確認		
PP間隔	太マス（　4　）個	一定・不規則
心房の心拍数は？	300／（　4　）＝（　75　）/分	
RR間隔	太マス（　4　）個	一定・不規則
心室の心拍数は？	300／（　4　）＝（　75　）/分	
③P・QRS・T波の確認	
P波	細マス（　2　）個　＝　（　0.08　）秒
QRS波	細マス（　2　）個　＝　（　0.08　）秒
T波	陽性・陰性
④PQ間隔の確認	
PQ間隔	細マス（　3　）個　＝　（　0.12　）秒
⑤ST部分の確認	
ST部分	正常・ST低下・ST上昇
⑥QT間隔の確認	
QT間隔はRR間隔の半分より	短い・長い
QT延長	なし・あり

●所見の整理

- 心拍数75で一定
- QRS波正常
- そのほかに異常所見なし

＊ **NSR**　Normal Sinus Rhythmの略。

解　説

　判読のポイントを以下に紹介します。
●チェックリスト②
・PP間隔、RR間隔はともに正常範囲で一定です（**図1**）。
●チェックリスト③
・P波、QRS波の波形は正常範囲です（**図2**）。
●チェックリスト④〜⑥
・PQ間隔も正常で、ST変化やQT延長も認めません。

　いずれの項目も正常範囲の心電図であり、**正常洞調律**と判断できます。正常の心電図波形を理解することが異常心電図を判読する上でも非常に重要なので、確認すべき項目をしっかり把握しておきましょう。

▼図1

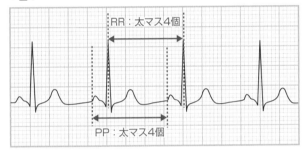

▼図2

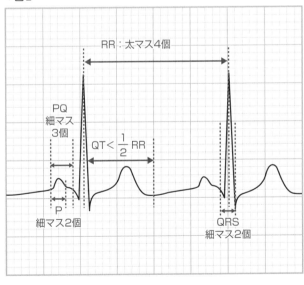

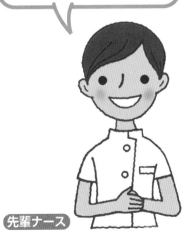

正常な心電図波形を理解して
おこう！

先輩ナース

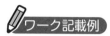

正解

①心室細動

✏ **ワーク記載例**

●チェックリスト

①測定条件の確認			
縦軸（電位）は10mm/1.0mVか？	はい・いいえ		
横軸（時間）は25mm/1秒か？	はい・いいえ		
②PP間隔・RR間隔の確認			
PP間隔	太マス（　）個		一定・不規則
心房の心拍数は？	300／（　）＝（　）/分　計測困難		
RR間隔	太マス（　）個		一定・不規則
心室の心拍数は？	300／（　）＝（　）/分　計測困難		
③P・QRS・T波の確認			
P波	細マス（　）個　＝（　）秒		
QRS波	細マス（　）個　＝（　）秒		
T波	陽性・陰性		
④PQ間隔の確認			
PQ間隔	細マス（　）個　＝（　）秒　計測困難		
⑤ST部分の確認			
ST部分	正常・ST低下・ST上昇		
⑥QT間隔の確認			
QT間隔はRR間隔の半分より	短い・長い		
QT延長	なし・あり		

●所見の整理

- 心電図の基線が細かく揺れている
- 明確なP波やQRS波を認めない
- PP間隔・RR間隔・PQ間隔などが計測困難

解説

判読のポイントを以下に紹介します。

●**チェックリスト②、③**

・P波は確認できず、QRS波のように見える波も高さや間隔がバラバラです。心電図の基線が正常とは違い、不規則で揺れています。

●**チェックリスト④〜⑥**

・PQ間隔、ST部分、QT間隔の測定は困難です。

＊**VF**　Ventricular Fibrillationの略。

　心室細動は、非常に特徴的な心電図波形を持ちます。P波やQRS波がはっきりと確認できないので、今回の判読方法がうまく適用できない部分もありますが、逆に、P波やQRS波を確認できないときは**心室細動**を疑ったほうがよいでしょう。

　心室細動を確認したときは、直ちに患者さんの容態を確認し、心肺蘇生を開始し、自動体外式除細動器（**AED** ＊）の用意をしましょう。

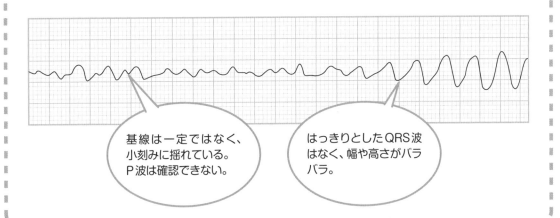

基線は一定ではなく、小刻みに揺れている。P波は確認できない。

はっきりとしたQRS波はなく、幅や高さがバラバラ。

column

心室細動の始まりは？

　病棟や救急外来などで、モニター心電図を記録している状況で心室細動が起こった場合、心室細動が起こる前から心電図が記録されていることも多いと思います。

　では、心室細動が始まるときの心電図はどのようになっているのでしょうか？　モニター心電図をさかのぼって調べてみましょう。

　頻度の高いパターンとして挙げられるのが、早いタイミングで起こる心室性期外収縮が引き金になって起こる心室細動です。これは**「R on T」（アール オン ティー）**と呼ばれ、直前のQRS波に続くT波に重なるタイミングで心室性期外収縮（R波）が起こると、その直後に心室細動が誘発されます。

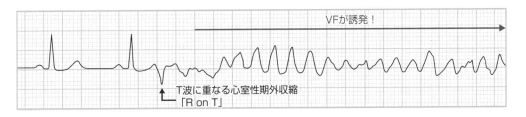

VFが誘発！

T波に重なる心室性期外収縮「R on T」

＊ **AED**　Automated External Defibrillator の略。

問3

【正　解】

③心室頻拍

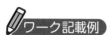

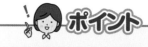

> **ポイント**
> 心室期外収縮の波形が3連発以上連続し、心拍数が速くなる（100〜300拍/分となる）のが**心室頻拍**（**VT** *）です。

●チェックリスト

①測定条件の確認		
縦軸（電位）は10mm/1.0mVか？	はい・いいえ	
横軸（時間）は25mm/1秒か？	はい・いいえ	
②PP間隔・RR間隔の確認		
PP間隔	太マス（　　）個	一定・不規則
心房の心拍数は？	300／（　　）=（　　　）/分　計測困難	
RR間隔	太マス（　1　）個	一定・不規則
心室の心拍数は？	300／（　1　）=（　300　）/分	
③P・QRS・T波の確認		
P波	細マス（　　）個　=（　　　）秒　計測困難	
QRS波	細マス（　4　）個　=（　0.16　）秒	
T波	陽性・陰性　計測困難	
④PQ間隔の確認		
PQ間隔	細マス（　　）個　=（　　　）秒　計測困難	
⑤ST部分の確認		
ST部分	正常・ST低下・ST上昇　計測困難	
⑥QT間隔の確認		
QT間隔はRR間隔の半分より	短い・長い　計測困難	
QT延長	なし・あり　計測困難	

●所見の整理

> ・幅が広いQRS波を認める、心拍数300/分の頻脈
> ・P波は観察できない

＊**VT**　Ventricular Tachycardiaの略。

解　説

　判読のポイントを以下に紹介します。

● **チェックリスト②、③**

・P波は確認できず、QRS幅が「細マス4個分＝0.16秒」という幅の広いQRS波を確認できます（**図1**）。

・RR間隔は「太マス約1個分」と非常に短く、心拍数にすると「300/1＝300回/分」であり、高度な頻脈です。RR間隔は短いですが、一定で規則正しくなっています（**図1**）。

● **チェックリスト⑤、⑥**

・RR間隔が短く、基線もはっきりしないため、QT間隔やST部分の評価は難しくなっています（**図1**）。

　図2を参考にすると、幅の広いQRS波を持つ頻脈は心室性の不整脈と考えられ、中でもRR間隔が一定の不整脈は**心室頻拍**です。臨床現場では英語の頭文字をとって、「VT（ヴイティー）」と呼ぶことも多いです。**心室細動と並んで緊急性の高い不整脈**であり、血行動態が破綻して失神したり、血圧が下がってショック状態になったりすることもあります。ドクターコールを行い、AEDなどの心肺蘇生処置の準備を行いましょう。

▼図1

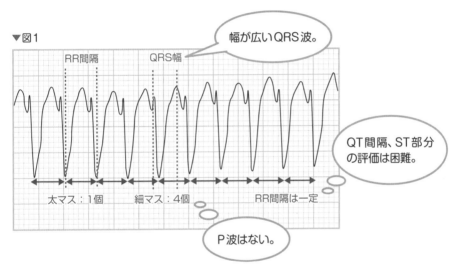

幅が広いQRS波。

RR間隔　QRS幅

QT間隔、ST部分の評価は困難。

太マス：1個　　細マス：4個　　　RR間隔は一定

P波はない。

▼図2

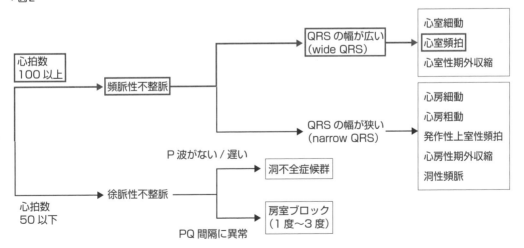

問4

正　解

③心室性期外収縮

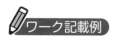
●チェックリスト

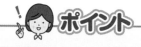

ポイント

正常洞調律よりも速いリズムで起こる不整脈を期外収縮といい、このうち、心室から異常な興奮が発生して起こる期外収縮を**心室性期外収縮**（**VPC** ＊または**PVC** ＊）といいます。

①測定条件の確認		
縦軸（電位）は10mm/1.0mVか？	(はい)・いいえ	
横軸（時間）は25mm/1秒か？	(はい)・いいえ	
②PP間隔・RR間隔の確認		
PP間隔	太マス（ 4.5 ）個	一定・(不規則)
心房の心拍数は？	300／（ 4.5 ）＝（ 70 ）/分	
	3拍目と4拍目の間隔は太マス9個	
RR間隔	太マス（ 4.5 ）個	一定・(不規則)
心室の心拍数は？	300／（ 4.5 ）＝（ 70 ）/分	
	3拍目と4拍目の間隔は太マス3個、4拍目と5拍目の間隔は太マス6個	
③P・QRS・T波の確認		
P波	細マス（ 2 ）個 ＝ （ 0.08 ）秒	
QRS波	細マス（ 1.5 ）個 ＝ （ 0.06 ）秒	
	4拍目のQRS波の幅は細マス4個＝0.16秒	
T波	(陽性)・陰性	
④PQ間隔の確認		
PQ間隔	細マス（ 4 ）個 ＝ （ 0.16 ）秒	
⑤ST部分の確認		
ST部分	(正常)・ST低下・ST上昇	
⑥QT間隔の確認		
QT間隔はRR間隔の半分より	(短い)・長い	
QT延長	(なし)・あり	

●所見の整理

・4拍目にP波を伴わないQRS幅の広い心拍が不規則なタイミングで起こる
・それ以外の心拍は一定で波形も正常範囲

解　説

　判読のポイントを以下に紹介します。

●**チェックリスト②、③**

・4拍目（**図1**-④）以外の波形のパターンは同じで、P波、QRS波ともに正常範囲。P波とQRS波の関係にも異常はありません。4拍目はQRS幅の広い波形で、3拍目から太マス4.5個より早いタイミングで起こっているため、RR間隔が不規則となっています。しかし、それ以外ではRR間隔が一定です。

＊VPC　Ventricular Premature Contractionの略。
＊PVC　Premature Ventricular Contractionの略。

・4拍目はQRS波の前にP波を認めず、PP間隔も不規則となっています（**図2**）。RR間隔と同様に、それ以外ではPP間隔は一定です。

　このように、単発で不規則なRR間隔となるような、P波を伴わない幅の広いQRS波を認める場合は、「**心室性期外収縮**」と考えられます。臨床では「VPC」や「PVC」と略語で呼ばれることが多いです。

　心室性期外収縮は最もよく見られる不整脈の1つです（**図3**）。心室細動や心室頻拍といった他の心室性不整脈と異なり、多くの場合、緊急性は低く経過観察可能です。しかし、頻度が高かったり、連発したり、波形パターンが違う心室性期外収縮が見られる場合は、治療を考慮することもあります。

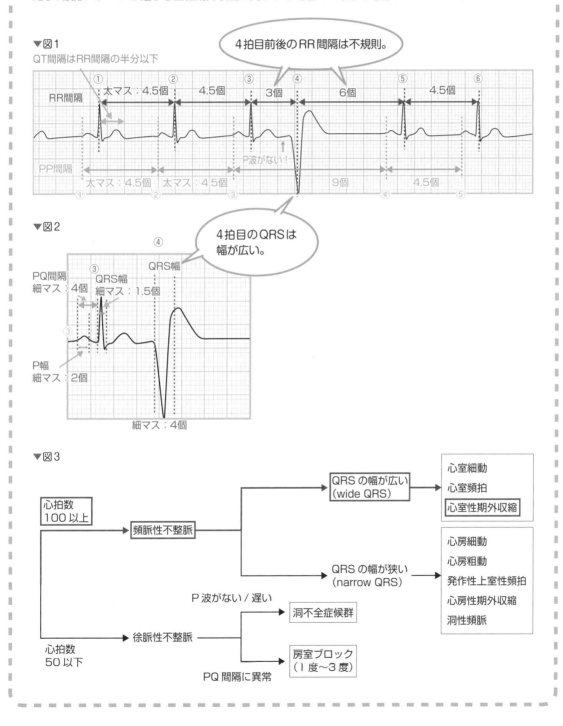

▼図1
▼図2
▼図3

問5

②心房性期外収縮

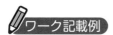

> **ポイント**
> 心房から発生する期外収縮を**心房性期外収縮**（**APC**＊または**PAC**＊）といいます。

●チェックリスト

①測定条件の確認		
縦軸（電位）は10mm/1.0mVか？	㋮い・いいえ	
横軸（時間）は25mm/1秒か？	㋮い・いいえ	
②PP間隔・RR間隔の確認		
PP間隔	太マス（ 4 ）個	一定・㋬規則
心房の心拍数は？	300／（ 4 ）＝（ 75 ）/分	
	3拍目と4拍目の間隔は太マス2.5個、4拍目と5拍目の間隔は4.5個	
RR間隔	太マス（ 4 ）個	一定・㋬規則
心室の心拍数は？	300／（ 4 ）＝（ 75 ）/分	
	3拍目と4拍目の間隔は太マス2.5個、4拍目と5拍目の間隔は4.5個	
③P・QRS・T波の確認		
P波	細マス（ 2 ）個 ＝ （ 0.08 ）秒	
QRS波	細マス（ 4 ）個 ＝ （ 0.16 ）秒	
	4拍目のQRS波の幅は細マス2個＝0.08秒	
T波	㋛性・陰性	
④PQ間隔の確認		
PQ間隔	細マス（ 4 ）個 ＝ （ 0.16 ）秒	
⑤ST部分の確認		
ST部分	㋩常・ST低下・ST上昇	
⑥QT間隔の確認		
QT間隔はRR間隔の半分より	㋛い・長い	
QT延長	㋔し・あり	

●所見の整理

- 4拍目にP波を伴うQRS幅の狭い心拍が不規則なタイミングで起こる
- それ以外の心拍は一定で波形も正常範囲

＊**APC** Atrial Premature Contractionの略。
＊**PAC** Premature Atrial Contractionの略。

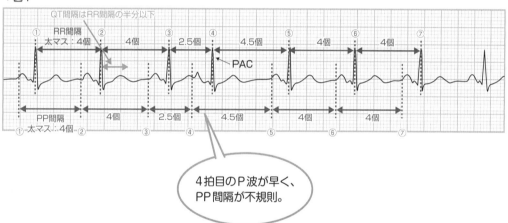

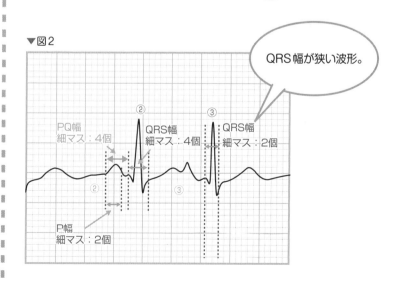

解 説

　判読のポイントを以下に紹介します。

● チェックリスト②、③

・4拍目（**図1、2-**③）以外の波形のパターンは同じで、P波、QRS波ともに正常範囲。P波とQRS波の関係にも異常はありません。4拍目はQRS幅の狭い波形で、3拍目から太マス4個より早いタイミングで起こっているため、RR間隔が不規則となっています。しかし、それ以外ではRR間隔は一定です（**図1**）。

・4拍目はQRS波の前にはP波を認めますが、3拍目のP波から太マス4個より早いタイミングで起こっているため、PP間隔も不規則となっています（**図1**）。

・RR間隔と同様に、それ以外ではPP間隔は一定です。

　このように、単発で不規則なPP間隔・RR間隔となるような、P波を伴う幅の狭いQRS波を認める場合は、**心房性期外収縮**と考えられます。臨床では「APC」や「PAC」と略語で呼ばれることが多いです。

　心房性期外収縮は、心室性期外収縮とともに最もよく見られる不整脈の1つです（**図3**）。多くの場合、緊急性は低く経過観察可能です。しかし、頻度が高かったり、連発したりするような場合は、治療を考慮することもあります。

▼図1

4拍目のP波が早く、
PP間隔が不規則。

▼図2

QRS幅が狭い波形。

▼図3

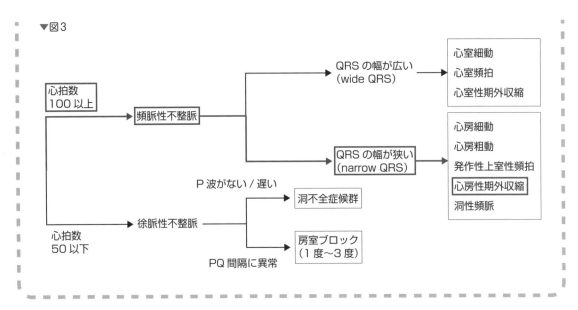

```
心拍数        ┌→ 頻脈性不整脈 ──┬──────────→ QRS の幅が広い ──→ ┌─────────┐
100 以上      │                 │              （wide QRS）       │ 心室細動  │
             │                 │                                │ 心室頻拍  │
             │                 │                                │ 心室性期外収縮 │
             │                 │                                └─────────┘
             │                 └──────────→ QRS の幅が狭い ──→ ┌─────────┐
             │                                （narrow QRS）    │ 心房細動  │
             │                                                 │ 心房粗動  │
             │          P 波がない / 遅い                        │ 発作性上室性頻拍 │
心拍数        └→ 徐脈性不整脈 ──┬──────────→ 洞不全症候群        │ 心房性期外収縮 │
50 以下                        │                                │ 洞性頻脈  │
                              └──────────→ 房室ブロック         └─────────┘
                                            （1 度〜3 度）
                              PQ 間隔に異常
```

期外収縮のうち、心室より上の心房などの異常な刺激により生じる期外収縮を**上室性期外収縮（SVPC ＊）**といいます。上室とは「心室より上」という意味で、より正確には、心房から発生する**心房性期外収縮**と、房室接合部から発生する**房室接合部期外収縮**に分けられます。

先輩ナース

＊SVPC Supraventricular Premature Contraction の略。

問6

【正　解】

④心房細動

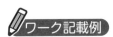ワーク記載例

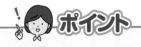

ポイント

心房がけいれんするように細かく動き、心拍が不規則になる不整脈を**心房細動**（**AF**＊）といいます。

●チェックリスト

①測定条件の確認			
縦軸（電位）は10mm/1.0mVか？	はい・いいえ		
横軸（時間）は25mm/1秒か？	はい・いいえ		
②PP間隔・RR間隔の確認			
PP間隔	太マス（　　）個		一定・不規則
心房の心拍数は？	300／（　　）＝（　　）/分		
	はっきりとしたP波はなく、揺れた基線（f波）を認める		
RR間隔	太マス（ 2.5-4.5 ）個		一定・不規則
心室の心拍数は？	300／（ 2.5-4.5 ）＝（ 70-120 ）/分		
③P・QRS・T波の確認			
P波	細マス（　　）個　＝（　　）秒　計測困難		
QRS波	細マス（ 2 ）個　＝（ 0.08 ）秒		
T波	陽性・陰性		
④PQ間隔の確認			
PQ間隔	細マス（　　）個　＝（　　）秒　計測困難		
⑤ST部分の確認			
ST部分	正常・ST低下・ST上昇		
⑥QT間隔の確認			
QT間隔はRR間隔の半分より	短い・長い		
QT延長	なし・あり		

●所見の整理

・はっきりとしたP波はなく、揺れた基線（f波）を認める
・RR間隔が不規則な、幅の狭いQRS波

【解　説】

判読のポイントを以下に紹介します。

●**チェックリスト③**

・心電図の基線を見ると直線ではなく、細かく揺れていることがわかります。しっかりとしたQRS波を認めるため、心室細動ではなく、**f波**と判断できます。もちろん、明らかなP波も認めません（**図1**）。

●**チェックリスト②**

・QRS波の幅は狭いですが（**図2**）、RR間隔は不規則です（**図1**）。

＊ **AF** Atrial Fibrillationの略。

揺れた基線であるf波と、不規則なRR間隔を伴うQRS波を認める不整脈は、「**心房細動**」です（**図3**）。英語の頭文字をとって「AF（エーエフ）」と呼ばれることもあります。心房性の不整脈であるため、QRS波の幅は狭いことが多いですが、刺激伝導系に障害がある**右脚ブロックや左脚ブロック**＊を合併している場合は、QRS波の幅が広くなることもあります。

　心房細動になると、心房は1分に約300回程度興奮して細かく震えるような状態になっています。そのうち何回かに1回が心室へ伝わりますが、伝導する比率は様々な要因によって変化します。例えば、発熱や脱水、運動などでは伝導する比率が上がり、高度な頻脈になることもあります。心房細動を起こしているケースでは、注意深く心拍数をモニターする必要があります。

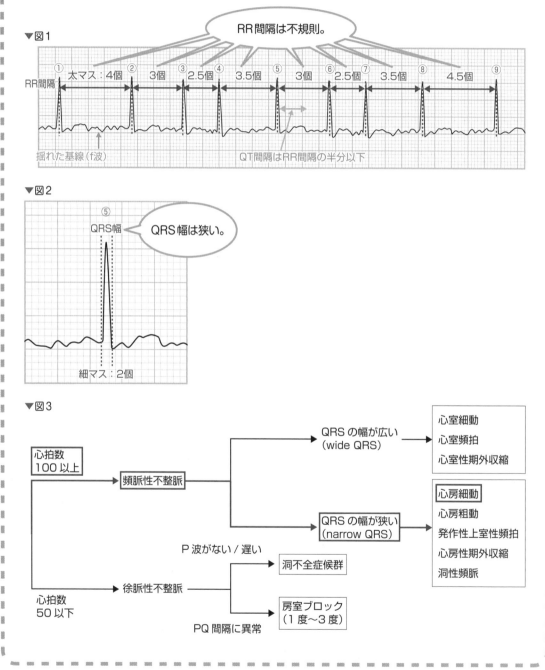

▼図1

RR間隔は不規則。

① 太マス：4個　② 3個　③ 2.5個　④ 3.5個　⑤ 3個　⑥ 2.5個　⑦ 3.5個　⑧ 4.5個　⑨

RR間隔

揺れた基線（f波）　　QT間隔はRR間隔の半分以下

▼図2

⑤
QRS幅

QRS幅は狭い。

細マス：2個

▼図3

心拍数
100以上 → 頻脈性不整脈

QRSの幅が広い（wide QRS） →
心室細動
心室頻拍
心室性期外収縮

QRSの幅が狭い（narrow QRS） →
心房細動
心房粗動
発作性上室性頻拍
心房性期外収縮
洞性頻拍

P波がない／遅い → 洞不全症候群

心拍数
50以下 → 徐脈性不整脈

PQ間隔に異常 → 房室ブロック（1度〜3度）

＊**右脚ブロック・左脚ブロック**　刺激伝導系は心室に入ったあと、右脚・左脚に分かれてそれぞれ右心室・左心室に電気的刺激を伝える。右脚または左脚の伝導が悪くなり途絶えてしまった状態が、右脚ブロック・左脚ブロック。

問7

正 解

①心房粗動

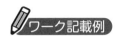

ワーク記載例

> **ポイント**
>
> 心房粗動（**AFL** ＊）は、心房が粗く規則的に興奮する不整脈です。ノコギリのような粗動波（F波）が特徴です。

●チェックリスト

①測定条件の確認	
縦軸（電位）は10mm/1.0mVか？	ⓗはい・いいえ
横軸（時間）は25mm/1秒か？	ⓗはい・いいえ

②PP間隔・RR間隔の確認		
PP間隔	太マス（　　）個	一定・不規則
心房の心拍数は？	300／（　　）＝（　　）/分　計測困難	
	ノコギリの歯のような規則正しい基線（F波） F波の間隔は太マス1個→300回/分	
RR間隔	太マス（　3　）個	ⓐ一定・不規則
心室の心拍数は？	300／（　3　）＝（　100　）/分	

③P・QRS・T波の確認	
P波	細マス（　　）個　＝　（　　）秒　計測困難
QRS波	細マス（　3　）個　＝　（　0.12　）秒
T波	陽性・陰性　計測困難

④PQ間隔の確認	
PQ間隔	細マス（　　）個　＝　（　　）秒　計測困難

⑤ST部分の確認	
ST部分	正常・ST低下・ST上昇　計測困難

⑥QT間隔の確認	
QT間隔はRR間隔の半分より	短い・長い　計測困難
QT延長	なし・あり　計測困難

●所見の整理

- ノコギリの歯のような大きく規則正しい基線（F波）
- RR間隔が一定で幅の狭いQRS波を持つ頻脈

解 説

判読のポイントを以下に紹介します。

●**チェックリスト③、⑤、⑥**

・典型的なP波はなく、規則正しい大きな波が連続しています（**図1**）。ノコギリの歯のようなこの波は**鋸歯状波**（きょしじょうは）と呼ばれ、**F波**としても知られています。F波の間隔は太マス1個で、300回/分と非常に速い心房の興奮を表しています。

・QRS波の幅は狭く（**図2**）、RR間隔は一定ですが、心拍数は100と頻脈を認めています。

・T波はF波と重なって判読が難しいため、QT間隔やST変化は評価困難となっています。

＊ AFL　Atrial Flutterの略。

鋸歯状波（F波）を伴うQRS幅の狭い頻脈は「**心房粗動**」です（**図3**）。心房粗動は英語の頭文字をとってAFLと表記したり、Flutter（フラッター）と呼ぶこともあります（エーエフだと心房細動と被ってしまいますからね……）。2つのQRS波の間にF波は2つしか見えませんが、実はQRS波に重なってもう1つのF波が存在しており（**図2**）、3回のF波のうち1回がQRS波に伝わっています。これを「**3:1**」**の伝導比を持つ心房粗動**と呼びます。この伝導比は房室結節の状態によって変動し、「2:1」になったり、「4：1」になったりすることもあります。そのため、心房粗動でも、心房細動のようにRR間隔が不規則になることもあります。RR間隔が不規則だからといって、安直に「心房細動」だと判断してしまわないように注意しましょう。基線をしっかりと見て、**F波**なのか、**f波**なのかを見極めましょう。

▼図1

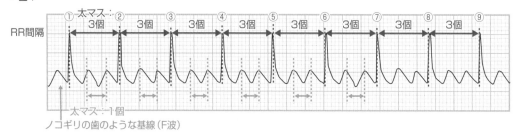

RR間隔
太マス：3個
①②③④⑤⑥⑦⑧⑨
太マス：1個
ノコギリの歯のような基線（F波）

▼図2

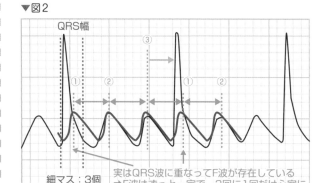

QRS幅
①②③
細マス：3個
実はQRS波に重なってF波が存在している
➡F波はずっと一定で、3回に1回だけ心室に伝わりQRS波になる

▼図3

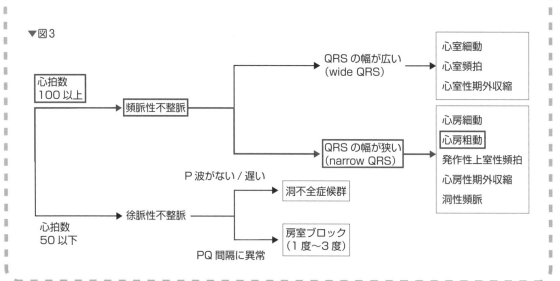

心拍数
100以上 ― 頻脈性不整脈
　QRSの幅が広い（wide QRS） → 心室細動／心室頻拍／心室性期外収縮
　QRSの幅が狭い（narrow QRS） → 心房細動／心房粗動／発作性上室性頻拍／心房性期外収縮／洞性頻脈

心拍数
50以下 ― 徐脈性不整脈
　P波がない／遅い → 洞不全症候群
　PQ間隔に異常 → 房室ブロック（1度～3度）

問8

[正 解]

③洞性頻脈

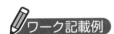 ワーク記載例

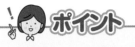 ポイント

脈は正常で規則正しい（洞調律）ものの、心拍が速くなる（100拍/分以上）、という不整脈を**洞性頻脈**（sinus tachycardia）といいます。

●チェックリスト

①測定条件の確認		
縦軸（電位）は10mm/1.0mVか？	(はい)・いいえ	
横軸（時間）は25mm/1秒か？	(はい)・いいえ	
②PP間隔・RR間隔の確認		
PP間隔	太マス（ 2.5 ）個	(一定)・不規則
心房の心拍数は？	300／（ 2.5 ）＝（ 120 ）/分	
RR間隔	太マス（ 2.5 ）個	(一定)・不規則
心室の心拍数は？	300／（ 2.5 ）＝（ 120 ）/分	
③P・QRS・T波の確認		
P波	細マス（ 2 ）個 ＝ （ 0.08 ）秒	
QRS波	細マス（ 2 ）個 ＝ （ 0.08 ）秒	
T波	(陽性)・陰性	
④PQ間隔の確認		
PQ間隔	細マス（ 3 ）個 ＝ （ 0.12 ）秒	
⑤ST部分の確認		
ST部分	(正常)・ST低下・ST上昇	
⑥QT間隔の確認		
QT間隔はRR間隔の半分より	(短い)・長い	
QT延長	(なし)・(あり) 頻脈のため評価困難	

●所見の整理

・PP間隔は短いが一定で、PQ間隔は正常
・RR間隔が一定で幅の狭いQRS波を持つ頻脈

[解 説]

判読のポイントを以下に紹介します。

●**チェックリスト②、③**

・P波、QRS波の波形はそれぞれ正常範囲ですが、PP間隔、RR間隔は短く一定で、QRS幅の狭い頻脈と判断できます（**図1、2**）。

●**チェックリスト④、⑤**

・PQ間隔も正常で、ST変化も認めません（**図1、2**）。

PP間隔、RR間隔が短い以外は正常で、QRS幅の狭い一定の頻脈は「**洞性頻脈**」です（**図3**）。

洞性頻脈は、特に病気がなくても、緊張や運動など交感神経が活発に働くことでも起こるため、経過観察を行うことも多いです。しかし、感染症や心不全、甲状腺機能亢進症など別の病気による二次的な原因で起こることもあります。「洞調律だから」といって見過ごさずに、しっかりと原因を評価することが重要です。

▼図1

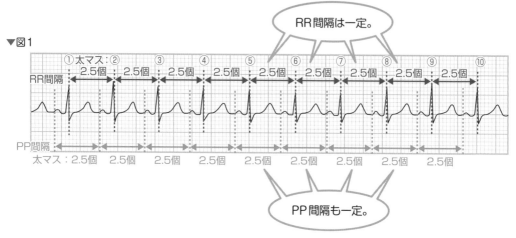

▼図2

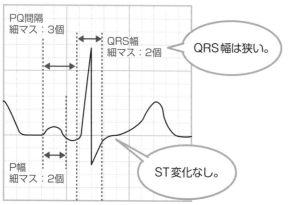

▼図3

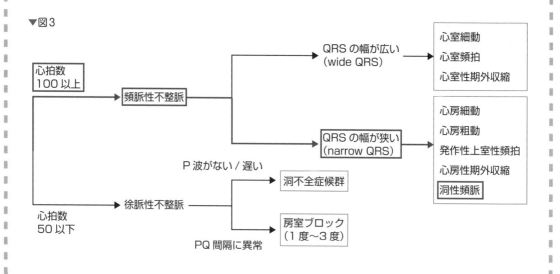

90

問9

正 解

②洞性徐脈

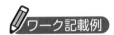ワーク記載例

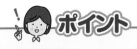ポイント

洞調律で心拍数が50拍/分以下の不整脈を、**洞性徐脈** (sinus bradycardia) といいます。

●チェックリスト

①測定条件の確認		
縦軸 (電位) は10mm/1.0mVか？	(はい)・いいえ	
横軸 (時間) は25mm/1秒か？	(はい)・いいえ	
②PP間隔・RR間隔の確認		
PP間隔	太マス (7.5) 個	(一定)・不規則
心房の心拍数は？	300／(7.5) = (40)/分	
RR間隔	太マス (7.5) 個	(一定)・不規則
心室の心拍数は？	300／(7.5) = (40)/分	
③P・QRS・T波の確認		
P波	細マス (2) 個 = (0.08) 秒	
QRS波	細マス (2) 個 = (0.08) 秒	
T波	(陽性)・陰性	
④PQ間隔の確認		
PQ間隔	細マス (4) 個 = (0.16) 秒	
⑤ST部分の確認		
ST部分	(正常)・ST低下・ST上昇	
⑥QT間隔の確認		
QT間隔はRR間隔の半分より	(短い)・長い	
QT延長	(なし)・あり	

●所見の整理

・PP間隔は長いが一定で、PQ間隔は正常
・RR間隔が一定で幅の狭いQRS波を持つ徐脈

解 説

判読のポイントを以下に紹介します。

●**チェックリスト②、③**

・P波、QRS波の波形はそれぞれ正常範囲ですが、PP間隔、RR間隔は長く一定で (**図1**)、QRS幅の狭い徐脈 (**図2**) と判断できます。

●**チェックリスト④**

・PQ間隔は一定で正常範囲であり、房室ブロックは認めません (**図2**)。

PP間隔、RR間隔は一定で長い徐脈ですが、PQ間隔が正常であり、「**洞性徐脈**」と判断できます（**図3**）。洞性徐脈は、スポーツ選手など健康な若い人でも認めるような心電図異常で、症状がなければ経過観察を行うことも多いです。しかし、めまいや失神などの症状を認める場合は精密検査や治療を考慮する必要もあるため、患者さんの現病歴をしっかりと把握しておくことが大切です。

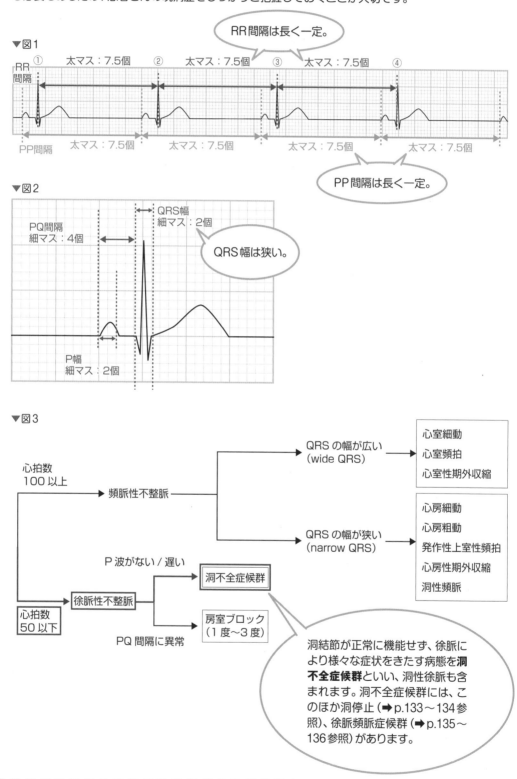

▼図1

RR間隔は長く一定。

① 太マス：7.5個 ② 太マス：7.5個 ③ 太マス：7.5個 ④

RR間隔

PP間隔 太マス：7.5個 太マス：7.5個 太マス：7.5個 太マス：7.5個

PP間隔は長く一定。

▼図2

PQ間隔 細マス：4個

QRS幅 細マス：2個

QRS幅は狭い。

P幅 細マス：2個

▼図3

心拍数 100以上 → 頻脈性不整脈

QRSの幅が広い (wide QRS) → 心室細動 / 心室頻拍 / 心室性期外収縮

QRSの幅が狭い (narrow QRS) → 心房細動 / 心房粗動 / 発作性上室性頻拍 / 心房性期外収縮 / 洞性頻拍

P波がない／遅い

心拍数 50以下 → 徐脈性不整脈 → 洞不全症候群

PQ間隔に異常 → 房室ブロック（1度〜3度）

洞結節が正常に機能せず、徐脈により様々な症状をきたす病態を**洞不全症候群**といい、洞性徐脈も含まれます。洞不全症候群には、このほか洞停止（➡p.133〜134参照）、徐脈頻脈症候群（➡p.135〜136参照）があります。

問10

[正　解]

③1度房室ブロック

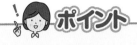

ポイント

　心房から心室への興奮が部分的または完全にブロックされる不整脈を、**房室ブロック** (atrioventricular [AV] block) といいます。房室ブロックのうち、心房の興奮が心室に遅れて伝わるのが**1度房室ブロック** (1st degree AV block) です。

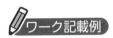

ワーク記載例

●チェックリスト

①測定条件の確認		
縦軸 (電位) は10mm/1.0mVか？	(はい)・いいえ	
横軸 (時間) は25mm/1秒か？	(はい)・いいえ	
②PP間隔・RR間隔の確認		
PP間隔	太マス（ 5 ）個	(一定)・不規則
心房の心拍数は？	300／（ 5 ）＝（ 60 ）/分	
RR間隔	太マス（ 5 ）個	(一定)・不規則
心室の心拍数は？	300／（ 5 ）＝（ 60 ）/分	
③P・QRS・T波の確認		
P波	細マス（ 2 ）個 ＝ （ 0.08 ）秒	
QRS波	細マス（ 2 ）個 ＝ （ 0.08 ）秒	
T波	(陽性)・陰性	
④PQ間隔の確認		
PQ間隔	細マス（ 7 ）個 ＝ （ 0.28 ）秒	
⑤ST部分の確認		
ST部分	(正常)・ST低下・ST上昇	
⑥QT間隔の確認		
QT間隔はRR間隔の半分より	(短い)・長い	
QT延長	(なし)・あり	

●所見の整理

- PP間隔、RR間隔は一定で正常範囲
- P波、QRS波の波形は正常
- PQ間隔が長い

[解　説]

　判読のポイントを以下に紹介します。

●**チェックリスト②、③**

・PP間隔、RR間隔は正常範囲であり、P波、QRS波の波形も正常範囲です (**図1**、**2**)。

●**チェックリスト④**

・PQ間隔は一定ですが、延長しています。

このような特徴を持つ不整脈は、「**1度房室ブロック**」です（**図3**）。1度房室ブロックは、心房から心室への伝導に時間がかかっている状態ですが、伝導は途切れておらず、自覚症状が起こることは少ないです。そのため経過観察になることが多く、緊急性は低い不整脈の1つです。

▼図1

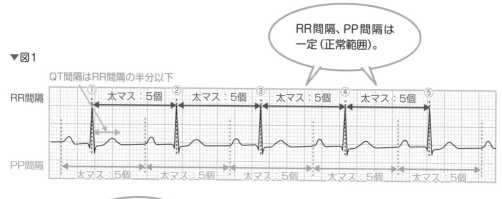

▼図2

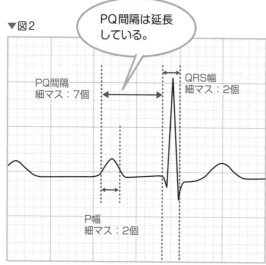

▼図3

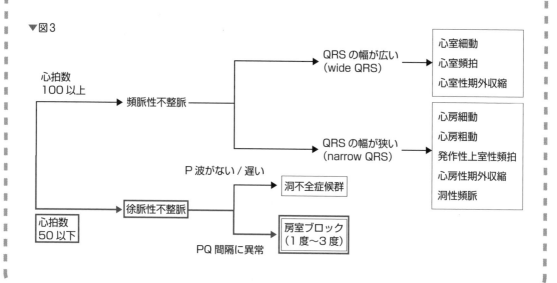

問11

正解

②3度房室ブロック

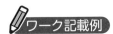ワーク記載例

!ポイント

　房室ブロックのうち、心房の刺激が心室にまったく伝わらない不整脈を**3度房室ブロック** (3rd degree AV block) といいます。

●チェックリスト

①測定条件の確認	
縦軸 (電位) は10mm/1.0mVか？	はい・いいえ
横軸 (時間) は25mm/1秒か？	はい・いいえ
②PP間隔・RR間隔の確認	
PP間隔	太マス (4) 個　　　一定・不規則
心房の心拍数は？	300／(4) = (75)/分
RR間隔	太マス (7) 個　　　一定・不規則
心室の心拍数は？	300／(7) = (42)/分
③P・QRS・T波の確認	
P波	細マス (2) 個　 = 　(0.08) 秒
QRS波	細マス (3) 個　 = 　(0.12) 秒
T波	陽性・陰性
④PQ間隔の確認	
PQ間隔	細マス (　) 個　 = 　(　) 秒　一定でなくバラバラ
⑤ST部分の確認	
ST部分	正常・ST低下・ST上昇
⑥QT間隔の確認	
QT間隔はRR間隔の半分より	短い・長い
QT延長	なし・あり

●所見の整理

・PQ間隔が不規則で、QRS波とのつながりがない
・RR間隔が長い

解説

判読のポイントを以下に紹介します。

●**チェックリスト②**

・PP間隔、RR間隔はそれぞれ一定ですが、間隔が異なっています (**図1**)。

●**チェックリスト④**

・PQ間隔は一定ではなくバラバラで、P波とQRS波に関連性がありません (**図1**)。

●**チェックリスト③**

・P波は一部QRS波やT波に重なっていて、確認しづらくなっています (**図2**)。

「PQ間隔がバラバラで、P波とQRS波が対応していない」すなわち「心房と心室の伝導が途切れている」不整脈は、「**3度房室ブロック**」です。「**完全房室ブロック**」とも呼ばれます（**図3**）。

　この心電図ではQRS幅は狭くなっていますが、このQRS波は心房から伝わってきたものではなく、心室から起こる「補充調律」です。「補充調律」が起こる場所が房室結節に近ければQRS幅は狭いですが、心室側にある場合はQRS幅が広くなることもあります。

　3度房室ブロックは、失神や心原性ショックなど危険な症状を引き起こすこともあり、緊急性の高い不整脈の1つです。治療としては、緊急で経皮的ペーシングや一時的ペースメーカーの挿入を行い、そのあとに植込み型ペースメーカーが必要になることが多いです。

▼図1

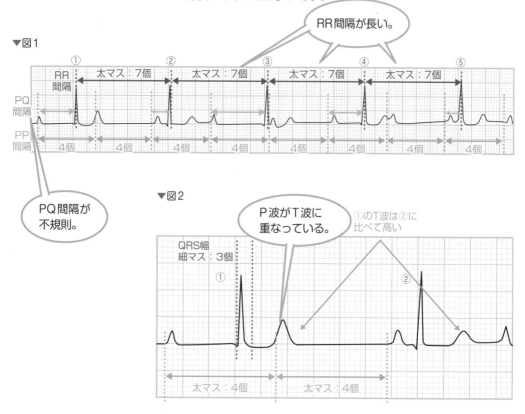

▼図2

▼図3

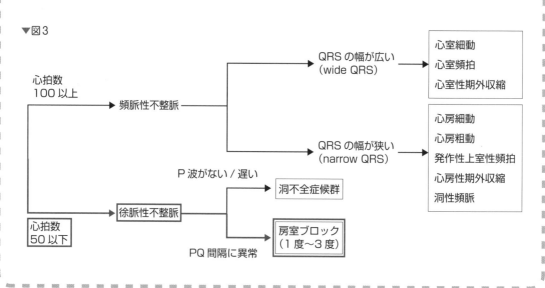

問12

正　解

①2度房室ブロック

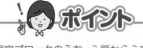

ポイント

房室ブロックのうち、心房から心室への刺激がときどき途絶える不整脈を**2度房室ブロック**（2nd degree AV block）といいます。刺激伝導と脱落のパターンによって、2つの分類（**Wenckebach型**と**MobitzⅡ型**）があります。

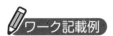

ワーク記載例

●チェックリスト

①測定条件の確認		
縦軸（電位）は10mm/1.0mVか？	(はい)・いいえ	
横軸（時間）は25mm/1秒か？	(はい)・いいえ	
②PP間隔・RR間隔の確認		
PP間隔	太マス（ 4 ）個	(一定)・不規則
心房の心拍数は？	300／（ 4 ）＝（ 75 ）/分	
RR間隔	太マス（ 4 ）個	一定・(不規則)
心室の心拍数は？	300／（ 4 ）＝（ 75 ）/分	
	3拍目と4拍目のRR間隔は、太マス8個	
③P・QRS・T波の確認		
P波	細マス（ 2 ）個　＝（ 0.08 ）秒	
QRS波	細マス（ 2 ）個　＝（ 0.08 ）秒	
T波	(陽性)・陰性	
④PQ間隔の確認		
PQ間隔	細マス（ 3 ）個　＝（ 0.12 ）秒	
	基本的にPQ間隔は一定だが、4拍目のP波のあとにQRS波を認めない	
⑤ST部分の確認		
ST部分	(正常)・ST低下・ST上昇	
⑥QT間隔の確認		
QT間隔はRR間隔の半分より	(短い)・長い	
QT延長	(なし)・あり	

●所見の整理

- PQ間隔は一定だが、突然QRS波が消失する
- PP間隔は一定

判読のポイントを以下に紹介します。

●**チェックリスト②**

・PP間隔は太マス4個で一定です。RR間隔も基本的に太マス4個で一定ですが、③のQRS波のあとに1拍抜けているため、長くなっています（**図1**）。

●**チェックリスト④**

・PQ間隔は細マス3個で一定ですが、③の次のP波のあとに続くはずのQRS波がなくなっています（**図2**）。

●**チェックリスト③**

・P波、QRS波の波形は正常範囲です。

　正常な心拍の何回かに1回、P波のあとに続くはずのQRS波が消えてしまう状態は、房室ブロックの中でも「**2度房室ブロック**」です。

　「2度房室ブロック」は、さらに2つに分けられ、ここで紹介したように一定のPQ間隔から突然P波に続くQRS波がなくなってしまう「**Mobitz Ⅱ型2度房室ブロック**」と、PQ間隔が徐々に延長していってQRS波がなくなってしまう「**Wenckebach型2度房室ブロック**」があります。

　「Mobitz Ⅱ型」はより重症であり、房室ブロックが進行して3度房室ブロックとなる可能性があるため、ペースメーカーの植え込みを検討する必要があります。一方、「Wenckeback型」は良性であり、経過観察を行うことがほとんどです。

　治療方針を決定する上でも、「Mobitz Ⅱ型」か「Wenckebach型」かを見分けることが非常に重要なので、PQ間隔をしっかりと確認しましょう。

▼図1

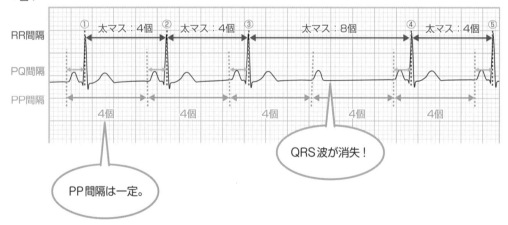

▼図2

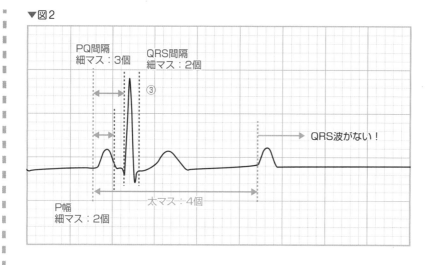

PQ間隔
細マス：3個

QRS間隔
細マス：2個

③

QRS波がない！

太マス：4個

P幅
細マス：2個

▼図3

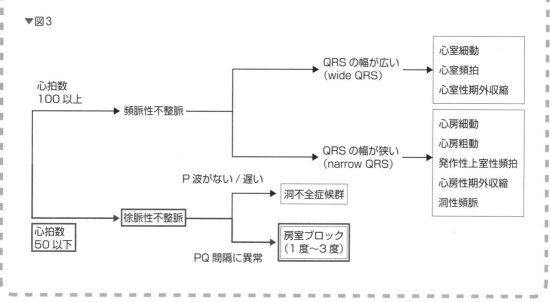

2つの2度房室ブロック

　心房と心室の電気の伝導が悪くなる「房室ブロック」の中でも、何回かに1回、心房から心室への電気の伝導が途切れてしまうものを「**2度房室ブロック**」と呼びます。

　本文でも触れたように「2度房室ブロック」には2つの種類があり、重症度や治療方針が異なります。ここで2つを比較しながら復習しておきましょう。

・Wenckebach型2度房室ブロック

　Wenckebach型2度房室ブロックでは、PQ間隔が徐々に延長していき、最後に心房から心室への伝導が途切れ、P波に対応するQRS波がなくなります（chapter 2の問9参照）。

　Wenckebach型2度房室ブロックは、主に自律神経の影響による機能的な原因で起こることが多く、良性の房室ブロックと考えられています。基本的には治療は必要なく、経過観察可能です。

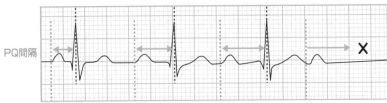

PQ間隔が徐々に延長し、4つ目のP波で心房から心室への伝導が途切れる

・Mobitz Ⅱ型2度房室ブロック

　chapter 1の問12で紹介したMobitz Ⅱ型2度房室ブロックでは、PQ間隔は一定ですが、心房から心室への伝導が突然途切れ、P波に対応するQRS波がなくなります。

　Wenckebach型と異なり、機能的な原因で起こることは稀であり、より重症の房室ブロック（2：1伝導の高度房室ブロックや完全房室ブロック）を引き起こす可能性があるため、ペースメーカーの植え込みの適応となります。

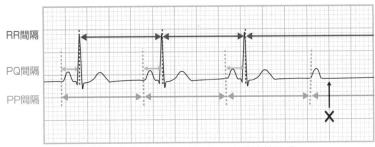

PQ間隔は一定だが、突然、心房から心室への伝導が途切れる

問13

正 解

③発作性上室性頻拍

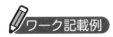ワーク記載例

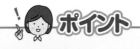ポイント

発作性上室性頻拍では、上室（心房よりも上のほう）から頻拍が発生します。心拍が非常に速く（150〜250拍/分）、突然始まって突然終わるのが特徴です。

●チェックリスト

①測定条件の確認		
縦軸（電位）は10mm/1.0mVか？	(はい)・いいえ	
横軸（時間）は25mm/1秒か？	(はい)・いいえ	
②PP間隔・RR間隔の確認		
PP間隔	太マス（　　）個	一定・不規則
心房の心拍数は？	300／（　　）＝（　　）/分　P波を認めず計測困難	
RR間隔	太マス（ 2 ）個	(一定)・不規則
心室の心拍数は？	300／（ 2 ）＝（ 150 ）/分	
③P・QRS・T波の確認		
P波	細マス（　　）個　＝　（　　）秒　P波を認めず計測困難	
QRS波	細マス（ 2 ）個　＝　（ 0.08 ）秒	
T波	(陽性)・陰性	
④PQ間隔の確認		
PQ間隔	細マス（　　）個　＝　（　　）秒　P波を認めず計測困難	
⑤ST部分の確認		
ST部分	(正常)・ST低下・ST上昇	
⑥QT間隔の確認		
QT間隔はRR間隔の半分より	(短い)・長い	
QT延長	(なし)・(あり)　頻脈のため評価困難	

●所見の整理

- RR間隔が一定でQRS幅の狭い頻脈
- P波やF波、f波などを認めない

解 説

　判読のポイントを以下に紹介します。

●**チェックリスト②**

・RR間隔は一定で太マス2個分と短く、QRS幅も狭い心拍数150の頻脈です（**図1、2**）。

●**チェックリスト③**

・QRS波の前にはP波は確認できません（**図2**）。

QRS幅が狭い、RR間隔が一定の頻脈で、P波やF波が確認できないこの心電図は、「**発作性上室性頻拍**」です（**図3**）。英語ではParoxysmal SupraVentricular Tachycardiaで、「PSVT（ピーエスヴィティー）」と呼ばれることも多いです。

厳密にいえば、この不整脈が起きている間も心房は興奮して収縮しているのでP波が存在しているはずなのですが、QRS波に重なっていることが多く、P波を見つけるのは難しいです。

その場でできる応急処置としては、息こらえや冷たい水を飲むなどで迷走神経を刺激する方法があります。効果がない場合は抗不整脈の投与を行います。根治的な治療として、不整脈の回路を焼き切ってしまうカテーテルアブレーションといった治療法があります。

▼図1

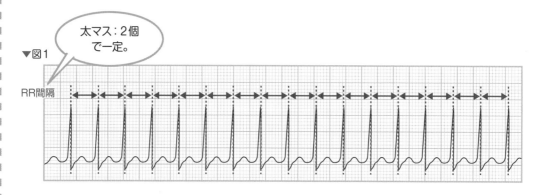

▼図2

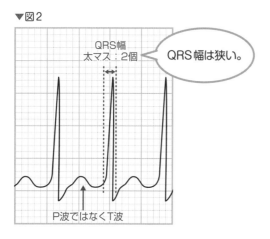

▼図3

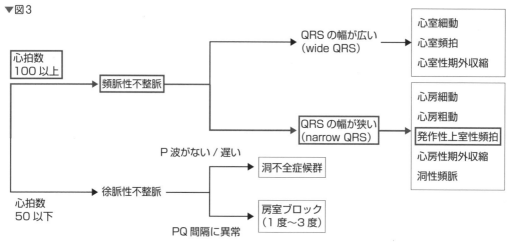

chapter 2の解答例と解説

 問1

正　解

③心房性期外収縮

ポイント

関連問題で復習しよう。
chapter 1　問5(➡p.26参照)

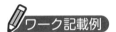 ワーク記載例

●チェックリスト

①測定条件の確認		
縦軸（電位）は10mm/1.0mVか？	(はい)・いいえ	
横軸（時間）は25mm/1秒か？	(はい)・いいえ	
②PP間隔・RR間隔の確認		
PP間隔	太マス（ 4 ）個	一定・(不規則)
心房の心拍数は？	300／（ 4 ）＝（ 75 ）/分	
	1拍目と2拍目の間隔は太マス2.5個、6拍目と7拍目の間隔は2.5個	
RR間隔	太マス（ 4 ）個	一定・(不規則)
心室の心拍数は？	300／（ 4 ）＝（ 75 ）/分	
	1拍目と2拍目の間隔は太マス2.5個、6拍目と7拍目の間隔は2.5個	
③P・QRS・T波の確認		
P波	細マス（ 2 ）個 ＝ （ 0.08 ）秒	
QRS波	細マス（ 2 ）個 ＝ （ 0.08 ）秒	
T波	(陽性)・陰性	
④PQ間隔の確認		
PQ間隔	細マス（ 4 ）個 ＝ （ 0.16 ）秒	
⑤ST部分の確認		
ST部分	(正常)・ST低下・ST上昇	
⑥QT間隔の確認		
QT間隔はRR間隔の半分より	(短い)・長い	
QT延長	(なし)・あり	

●所見の整理

> ・2拍目と7拍目に、P波を伴うQRS幅の狭い心拍が不規則なタイミングで起こる
> ・それ以外の心拍は一定で波形も正常範囲

解　説

　判読のポイントを以下に紹介します。

● **チェックリスト③**

・2拍目（②）と7拍目（⑦）以外の波形のパターンは同じで、P波、QRS波ともに正常範囲。P波と QRS波の関係にも異常はありません（**図1**）。

● **チェックリスト②**

・2拍目と7拍目はQRS幅の狭い波形（**図2**）で、直前の心拍から太マス4個より早い2.5個のタイミングで起こっているため、RR間隔が不規則となっています。しかし、それ以外ではRR間隔は一定です（**図1**）。

　2拍目も7拍目もQRS波の前にはP波を認めますが、2拍目のP波から太マス4個より早い2.5個のタイミングで起こっているため、PP間隔も不規則となっています。RR間隔と同様に、それ以外ではPP間隔は一定です。

　このように、単発で不規則なPP間隔・RR間隔となるような、P波を伴う幅の狭いQRS波を認める不整脈は「**心房性期外収縮**」と考えられます。

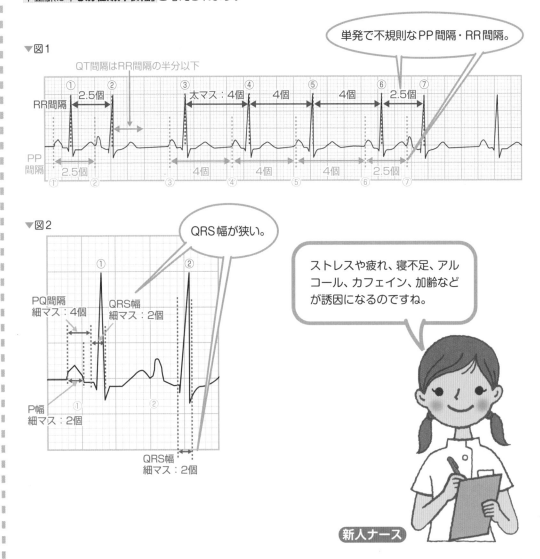

▼図1

単発で不規則なPP間隔・RR間隔。

QT間隔はRR間隔の半分以下

RR間隔　2.5個　太マス：4個　4個　4個　2.5個

PP間隔　2.5個　4個　4個　4個　2.5個

▼図2

QRS幅が狭い。

PQ間隔 細マス：4個　QRS幅 細マス：2個

P幅 細マス：2個

QRS幅 細マス：2個

ストレスや疲れ、寝不足、アルコール、カフェイン、加齢などが誘因になるのですね。

新人ナース

問2

正　解

①1度房室ブロック

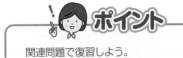 ポイント

関連問題で復習しよう。
chapter 1　問10(➡p.31参照)

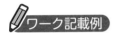 ワーク記載例

●チェックリスト

①測定条件の確認		
縦軸 (電位) は10mm/1.0mVか？	はい・いいえ	
横軸 (時間) は25mm/1秒か？	はい・いいえ	
②PP間隔・RR間隔の確認		
PP間隔	太マス（ 5 ）個	一定・不規則
心房の心拍数は？	300／（ 5 ）＝（ 60 ）/分	
RR間隔	太マス（ 5 ）個	一定・不規則
心室の心拍数は？	300／（ 5 ）＝（ 60 ）/分	
③P・QRS・T波の確認		
P波	細マス（ 4 ）個　＝　（ 0.16 ）秒	
QRS波	細マス（ 2 ）個　＝　（ 0.08 ）秒	
T波	陽性・陰性	
④PQ間隔の確認		
PQ間隔	細マス（ 8 ）個　＝　（ 0.32 ）秒	
⑤ST部分の確認		
ST部分	正常・ST低下・ST上昇	
⑥QT間隔の確認		
QT間隔はRR間隔の半分より	短い・長い	
QT延長	なし・あり	

●所見の整理

・PP間隔、RR間隔は一定で正常範囲
・P波、QRS波の波形は正常
・PQ間隔が長い

判読のポイントを以下に紹介します。

●**チェックリスト②、③**

・PP間隔、RR間隔は正常範囲であり、P波、QRS波の波形も正常範囲です（**図1、2**）。

●**チェックリスト④**

・PQ間隔は一定ですが、細マス8個（=0.32秒）と延長しています（**図2**）。

　上記から「**1度房室ブロック**」と判断できます。

▼図1

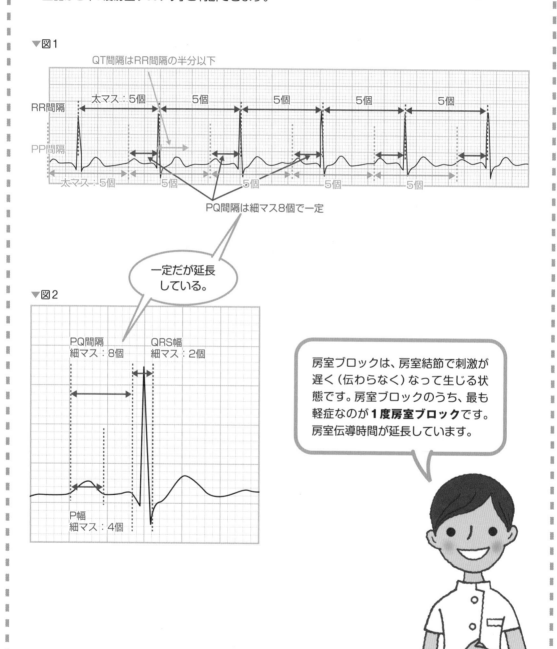

QT間隔はRR間隔の半分以下

RR間隔
太マス：5個　　5個　　5個　　5個　　5個

PP間隔
太マス：5個　　5個　　5個　　5個　　5個

PQ間隔は細マス8個で一定

一定だが延長
している。

▼図2

PQ間隔
細マス：8個

QRS幅
細マス：2個

P幅
細マス：4個

房室ブロックは、房室結節で刺激が
遅く（伝わらなく）なって生じる状
態です。房室ブロックのうち、最も
軽症なのが**1度房室ブロック**です。
房室伝導時間が延長しています。

先輩ナース

問3

正 解

③心房粗動

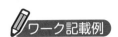

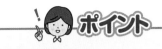
関連問題で復習しよう。
chapter 1　問7（➡p.28参照）

●チェックリスト

①測定条件の確認			
縦軸（電位）は10mm/1.0mVか？	はい・いいえ		
横軸（時間）は25mm/1秒か？	はい・いいえ		
②PP間隔・RR間隔の確認			
PP間隔	太マス（　　）個		一定・不規則
心房の心拍数は？	300／（　　）＝（　　）/分　計測困難		
	ノコギリの歯のような規則正しい基線（F波） F波の間隔は太マス1個→300回/分		
RR間隔	太マス（　4　）個		一定・不規則
心室の心拍数は？	300／（　4　）＝（　75　）/分		
③P・QRS・T波の確認			
P波	細マス（　　）個　＝（　　）秒　計測困難		
QRS波	細マス（　2　）個　＝（　0.08　）秒		
T波	陽性・陰性　計測困難		
④PQ間隔の確認			
PQ間隔	細マス（　　）個　＝（　　）秒　計測困難		
⑤ST部分の確認			
ST部分	正常・ST低下・ST上昇　計測困難		
⑥QT間隔の確認			
QT間隔はRR間隔の半分より	短い・長い　計測困難		
QT延長	なし・あり　計測困難		

●所見の整理

・ノコギリの歯のような大きく規則正しい基線（**F波**）
・RR間隔が一定で幅の狭いQRS波を持つ頻脈

解 説

判読のポイントを以下に紹介します。

●**チェックリスト②**

・心電図の基線を見てみると、規則正しい大きな**鋸歯状波（F波）**が連続しています。F波の間隔は太マス1個で、300回/分と非常に速い心房の興奮を表しています（**図1**）。

●**チェックリスト②、③**

・QRS波の幅は狭く、RR間隔は一定で、心拍数は75と正常範囲（**図2**）。

●チェックリスト⑤、⑥
・T波はF波と重なって判読が難しいため、QT間隔やST変化は評価困難となっています（**図1**）。

　鋸歯状波（F波）を伴うQRS幅の狭い不整脈で「**心房粗動**」と判断できます。図2で説明しているように、F波4回のうち1回がQRS波に伝わっており、「4：1」の伝導比を持つ心房粗動です。

▼図1

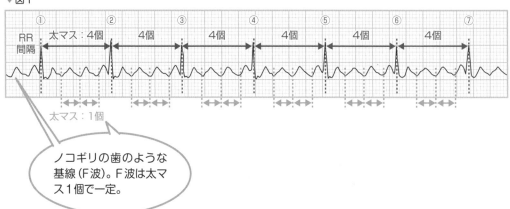

ノコギリの歯のような
基線（F波）。F波は太マ
ス1個で一定。

▼図2

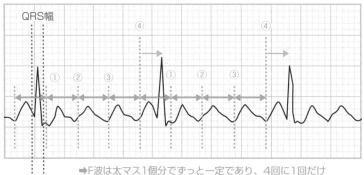

→F波は太マス1個分でずっと一定であり、4回に1回だけ
　心室に伝わってQRS波になる（4：1伝導）

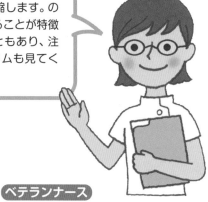

心房粗動は比較的遭遇する機会の多い不整脈です。右心房と右心室の間にある三尖弁の周りを電気的回路が回ることで心房が早く収縮します。のこぎりのような波形（F波）が見られることが特徴ですが、一見P波やT波に見えることもあり、注意が必要です。詳しくはp156のコラムも見てください。

ベテランナース

問4

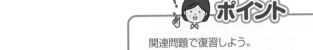

関連問題で復習しよう。
chapter 1　問2（➡p.23参照）

【正　解】

③心室細動

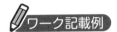 ワーク記載例

●チェックリスト

①測定条件の確認		
縦軸（電位）は10mm/1.0mVか？	(はい)・いいえ	
横軸（時間）は25mm/1秒か？	(はい)・いいえ	
②PP間隔・RR間隔の確認		
PP間隔	太マス（　　　）個	一定・不規則
心房の心拍数は？	300／（　　　）＝（　　　）/分　計測困難	
RR間隔	太マス（　　　）個	一定・(不規則)
心室の心拍数は？	300／（　　　）＝（　　　）/分　計測困難	
③P・QRS・T波の確認		
P波	細マス（　　　）個　＝　（　　　）秒	
QRS波	細マス（　　　）個　＝　（　　　）秒	
T波	陽性・陰性	
④PQ間隔の確認		
PQ間隔	細マス（　　　）個　＝　（　　　）秒　計測困難	
⑤ST部分の確認		
ST部分	正常・ST低下・ST上昇	
⑥QT間隔の確認		
QT間隔はRR間隔の半分より	短い・長い	
QT延長	なし・あり	

●所見の整理

・心電図の基線が細かく揺れている
・明確なP波やQRS波を認めない
・PP間隔・RR間隔・PQ間隔などが計測困難

【解　説】

判読のポイントを以下に紹介します。

●**チェックリスト②、③**

・P波は確認できず、QRS波のように見える波は一定ではなく、高さやPP間隔、RR間隔はバラバラです。QRSの高さは全体的に低くなっています。

●**チェックリスト④～⑥**

・PQ間隔、ST部分、QT間隔は測定困難です。

　はっきりとしたP波やQRS波は見られず、心電図の基線が揺れているように見えます。このような特徴的な心電図は**心室細動**と判断できます。

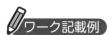 問5

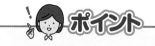

関連問題で復習しよう。
chapter 1　問4（➡p.25参照）

正　解

①心室性期外収縮

ワーク記載例

●チェックリスト

①測定条件の確認	
縦軸（電位）は10mm/1.0mVか？	(はい)・いいえ
横軸（時間）は25mm/1秒か？	(はい)・いいえ
②PP間隔・RR間隔の確認	
PP間隔	太マス（　3.5　）個　　　　一定・(不規則)
心房の心拍数は？	300／（　3.5　）＝（　85　）/分
	2拍目と3拍目の間隔は太マス6.5個、7拍目と8拍目の間隔は太マス7個
RR間隔	太マス（　3.5　）個　　　　一定・(不規則)
心室の心拍数は？	300／（　3.5　）＝（　85　）/分
	2拍目と3拍目の間隔は太マス2個、8拍目と9拍目の間隔は太マス2個
③P・QRS・T波の確認	
P波	細マス（　2　）個　＝　（　0.08　）秒
QRS波	細マス（　1.5　）個　＝　（　0.06　）秒
	3拍目のQRS波の幅は細マス5個＝0.20秒 9拍目のQRS波の幅は細マス5個＝0.20秒
T波	(陽性)・陰性
④PQ間隔の確認	
PQ間隔	細マス（　4　）個　＝　（　0.16　）秒
⑤ST部分の確認	
ST部分	(正常)・ST低下・ST上昇
⑥QT間隔の確認	
QT間隔はRR間隔の半分より	(短い)・長い
QT延長	(なし)・あり

●所見の整理

- 3、9拍目にP波を伴わないQRS幅の広い心拍が不規則なタイミングで起こる
- 3拍目と9拍目のQRS波の形が異なる
- それ以外の心拍は一定で波形も正常範囲

解　説

判読のポイントを以下に紹介します。

●**チェックリスト②、③**

- 3拍目（③）と9拍目（⑨）以外の波形のパターンは同じで、P波、QRS波ともに正常範囲で、P波とQRS波の関係にも異常はありません（**図1**）。

・3拍目と9拍目はQRS幅の広い波形で、対応するP波を認めません（**図1、2**）。また、本来入るはず
のQRS波より早いタイミングで起こっており、RR間隔とPP間隔が不規則となっています。

　単発で不規則なRR間隔となるような、P波を伴わない幅の広いQRS波を認めており、「**心室性期外**
収縮（VPC）」と考えられます。
　3拍目（③）と9拍目（⑨）はいずれもP波を伴わない幅の広いQRS波（**図2**）を持つ心室性期外収縮で
すが、形が異なります。③が下向きの成分が大きいのに対し、⑨は上向きの成分が大きくなっています。
　モニター心電図は通常、上向きの成分が「心臓を頭側から足側に向かう電気的興奮」を、下向き成分
が「足側から頭側に向かう電気的興奮」を示します（**図3**）。そのため、③は心室の下側から発生して上
向きに伝わっていき、⑨は心室の上側から発生して下向きに伝わっていく──というように、期外収縮
の発生部位が異なっていることを表しています。
　このような、発生部位が複数ある心室性期外収縮のことを「**多源性心室性期外収縮**」と呼びます。

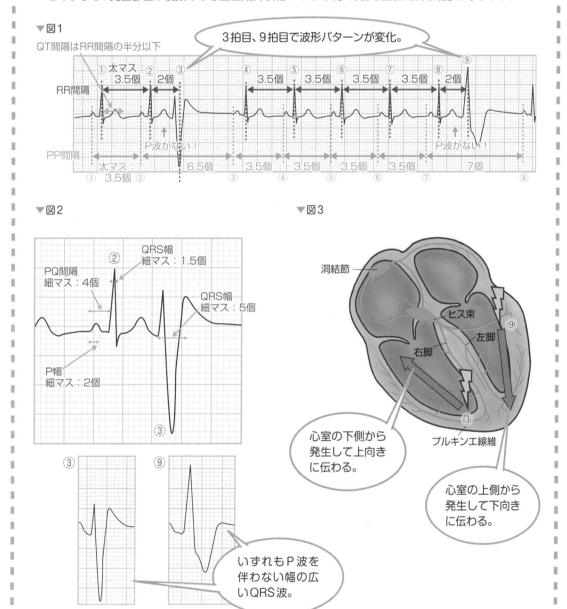

▼図1

QT間隔はRR間隔の半分以下

3拍目、9拍目で波形パターンが変化。

① 太マス：
3.5個

② 2個 ③

RR間隔

④ 3.5個 ⑤ 3.5個 ⑥ 3.5個 ⑦ 3.5個 ⑧ 2個 ⑨

P波がない！

P波がない！

PP間隔

太マス：
① 3.5個 ②

6.5個
③

3.5個
④

3.5個
⑤

3.5個
⑥

3.5個
⑦

7個
⑧

▼図2

② QRS幅
細マス：1.5個

PQ間隔
細マス：4個

QRS幅
細マス：5個

P幅
細マス：2個

③

③　⑨

いずれもP波を
伴わない幅の広
いQRS波。

▼図3

洞結節

ヒス束

左脚 ⑨

右脚

③

プルキンエ線維

心室の下側から
発生して上向き
に伝わる。

心室の上側から
発生して下向き
に伝わる。

問6

正 解

③ 3度房室ブロック

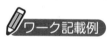

ポイント

関連問題で復習しよう。
chapter 1 問11（➡p.32参照）

●チェックリスト

①測定条件の確認	
縦軸（電位）は10mm/1.0mVか？	はい・いいえ
横軸（時間）は25mm/1秒か？	はい・いいえ

②PP間隔・RR間隔の確認		
PP間隔	太マス（ 3 ）個	一定・不規則
心房の心拍数は？	300／（ 3 ）＝（ 100 ）/分	
RR間隔	太マス（ 7 ）個	一定・不規則
心室の心拍数は？	300／（ 7 ）＝（ 42 ）/分	

③P・QRS・T波の確認	
P波	細マス（ 2 ）個 ＝（ 0.08 ）秒
QRS波	細マス（ 2 ）個 ＝（ 0.08 ）秒
T波	陽性・陰性

④PQ間隔の確認	
PQ間隔	細マス（ ）個 ＝（ ）秒 一定でなくバラバラ

⑤ST部分の確認	
ST部分	正常・ST低下・ST上昇

⑥QT間隔の確認	
QT間隔はRR間隔の半分より	短い・長い
QT延長	なし・あり

●所見の整理

- PQ間隔が不規則で、QRS波とのつながりがない
- RR間隔が長い

解 説

判読のポイントを以下に紹介します。

●**チェックリスト②**

・PP間隔、RR間隔はどちらも一定ですが、それぞれ太マス3個、7個と間隔が異なっています。RR間隔は延長しており、心拍数は42/分と徐脈です（**図1**）。

●**チェックリスト④**

・PQ間隔は一定ではなくバラバラで、P波のあとにQRS波が追従していない心拍も認めます（**図2**）。

●**チェックリスト③**

・P波やQRS波の形は正常範囲です。

　PQ間隔がバラバラで、P波とQRS波が対応していない徐脈性の不整脈であり、「**3度房室ブロック**」（「**完全房室ブロック**」）と考えられます。

　心房からのP波と心室からのQRS波がそれぞれ独立して一定の間隔で現れて、バラバラになっている状態を「**房室解離**」と呼び、3度房室ブロックに特徴的な所見です。3度房室ブロックについてはchapter 1の問11の解説（p.95～96）でも勉強しました。しっかり復習しておきましょう。

▼図1

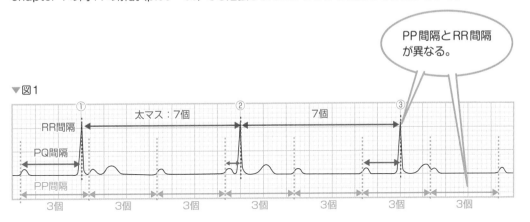

▼図2

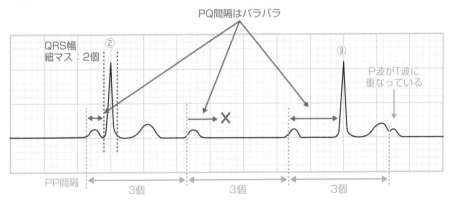

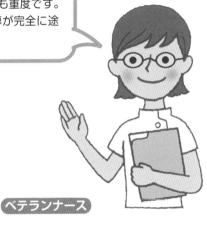

3度房室ブロック（完全房室ブロック）は、房室ブロックの中で最も重度です。心房から心室への興奮伝導が完全に途絶しています。

ベテランナース

問7

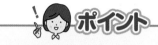

関連問題で復習しよう。
chapter 1 問8(➡p.29参照)

正 解

②洞性頻脈

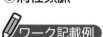

●チェックリスト

①測定条件の確認		
縦軸(電位)は10mm/1.0mVか?	はい・いいえ	
横軸(時間)は25mm/1秒か?	はい・いいえ	
②PP間隔・RR間隔の確認		
PP間隔	太マス(2.5)個	一定・不規則
心房の心拍数は?	300／(2.5)=(120)/分	
RR間隔	太マス(2.5)個	一定・不規則
心室の心拍数は?	300／(2.5)=(120)/分	
③P・QRS・T波の確認		
P波	細マス(2)個 = (0.08)秒	
QRS波	細マス(2)個 = (0.08)秒	
T波	陽性・陰性	
④PQ間隔の確認		
PQ間隔	細マス(3)個 = (0.12)秒	
⑤ST部分の確認		
ST部分	正常・ST低下・ST上昇	
⑥QT間隔の確認		
QT間隔はRR間隔の半分より	短い・長い	
QT延長	なし・あり 頻脈のため評価困難	

●所見の整理

> ・PP間隔は短いが一定で、PQ間隔は正常
> ・RR間隔が一定で幅の狭いQRS波を持つ頻脈

解 説

判読のポイントを以下に紹介します。

●**チェックリスト②、③**

・P波、QRS波の波形はそれぞれ正常範囲ですが、PP間隔、RR間隔は太マス2.5個分と短く一定(**図1**)で、QRS幅の狭い(**図2**)頻脈と判断できます。

●**チェックリスト④~⑥**

・PQ間隔も正常で、ST変化やQT延長も認めません。

PP間隔、RR間隔が短い以外は正常で、QRS幅の狭い一定の頻脈は**「洞性頻脈」**です(**図3**)。

▼図1

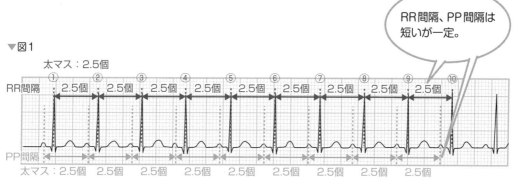

RR間隔、PP間隔は
短いが一定。

太マス：2.5個

① ② ③ ④ ⑤ ⑥ ⑦ ⑧ ⑨ ⑩

RR間隔 2.5個 2.5個 2.5個 2.5個 2.5個 2.5個 2.5個 2.5個 2.5個

PP間隔
太マス：2.5個 2.5個 2.5個 2.5個 2.5個 2.5個 2.5個 2.5個 2.5個

▼図2

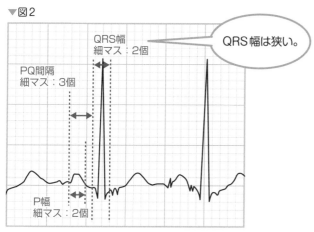

QRS幅
細マス：2個

QRS幅は狭い。

PQ間隔
細マス：3個

P幅
細マス：2個

▼図3

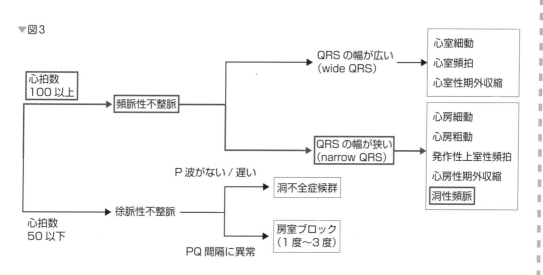

心拍数
100 以上 ── 頻脈性不整脈

QRS の幅が広い
(wide QRS) ── 心室細動
心室頻拍
心室性期外収縮

QRS の幅が狭い
(narrow QRS) ── 心房細動
心房粗動
発作性上室性頻拍
心房性期外収縮
洞性頻脈

心拍数
50 以下 ── 徐脈性不整脈

P 波がない / 遅い ── 洞不全症候群

房室ブロック
(1 度～3 度)

PQ 間隔に異常

問8

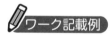
関連問題で復習しよう。
chapter 1　問6（➡p.27参照）

正　解

①心房細動

ワーク記載例

●チェックリスト

①測定条件の確認		
縦軸（電位）は10mm/1.0mVか？	(はい)・いいえ	
横軸（時間）は25mm/1秒か？	(はい)・いいえ	
②PP間隔・RR間隔の確認		
PP間隔	太マス（　　　）個	一定・(不規則)
心房の心拍数は？	300／（　　　）＝（　　　）/分	
	はっきりとしたP波はなく、揺れた基線（f波）を認める	
RR間隔	太マス（　3-6　）個	一定・(不規則)
心室の心拍数は？	300／（　3-6　）＝（　50-100　）/分	
③P・QRS・T波の確認		
P波	細マス（　　　）個　＝（　　　）秒　計測困難	
QRS波	細マス（　2　）個　＝（　0.08　）秒	
T波	(陽性)・陰性	
④PQ間隔の確認		
PQ間隔	細マス（　　　）個　＝（　　　）秒　計測困難	
⑤ST部分の確認		
ST部分	(正常)・ST低下・ST上昇	
⑥QT間隔の確認		
QT間隔はRR間隔の半分より	(短い)・長い	
QT延長	(なし)・あり	

●所見の整理

- はっきりとしたP波はなく、揺れた基線（f波）を認める
- RR間隔が不規則な、幅の狭いQRS波

解 説

　判読のポイントを以下に紹介します。

● **チェックリスト③**

・心電図の基線は細かく揺れており、はっきりとしたP波は認めません（f波）（**図1**）。

● **チェックリスト②**

・QRS波の幅は狭いですが（**図2**）、RR間隔は不規則です（**図1**）。

　揺れた基線であるf波と、不規則なRR間隔を伴うQRS波を認める不整脈で、**心房細動**と判断できます。特徴的な心電図であるため、慣れてくると細かく判読しなくても、ひと目で心房細動だと判断することができるでしょう。とはいえ、紛らわしい心電図（RR間隔が一定に見える、f波の振れ幅が小さい、など）にもしばしば出くわすため、判読の基本をしっかり確認しておくことが大切です。

▼図1

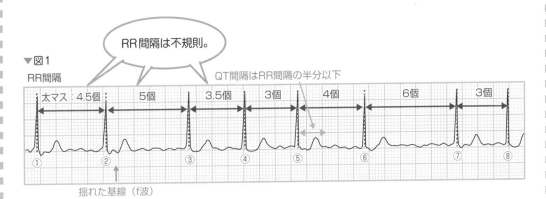

▼図2

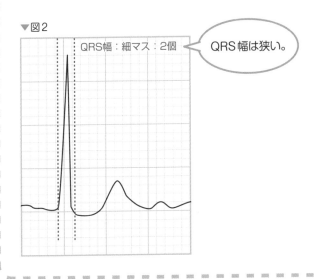

column

AFとAI

　心房細動（AF）は、加齢とともに発症率が上昇し、日本では約100万人が罹患しているといわれています。心房細動そのものは命に関わる不整脈ではないですが、主な合併症の心原性脳梗塞により、四肢麻痺や意識障害、言語障害などの重篤な症状を引き起こすことがあり、寝たきりの主な原因の1つです。

　重篤な脳梗塞を予防するためには、心房細動を早期に発見して、脳梗塞予防のための抗凝固薬治療を早期に開始することが重要です。心房細動を発見するためには、発作時に心電図検査を行って心房細動を記録する必要がありますが、実は約40％の方には自覚症状がないため、心房細動に気がつかないケースも多いのです。

　そのような中で、近年ではChatGPTに代表されるような人工知能（**AI** ＊）を医療にも応用した、心房細動の早期診断のための研究が行われています。「心房細動の発作が起きていない心電図から、心房細動の起こりやすさをAIによって判定する」、「スマートウォッチなどのウェアラブル端末による遠隔モニタリングとAIによる自動検出を組み合わせて、心房細動の早期発見を行う」といったシステムの実用化を目指した研究が進められています。

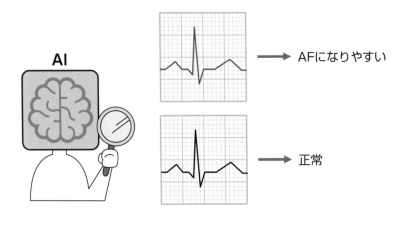

＊ **AI**　Artificial Intelligenceの略。

問9

関連問題で復習しよう。
chapter 1　問12（➡p.33参照）

【正　解】

③2度房室ブロック

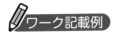

●チェックリスト

①測定条件の確認	
縦軸（電位）は10mm/1.0mVか？	(はい)・いいえ
横軸（時間）は25mm/1秒か？	(はい)・いいえ
②PP間隔・RR間隔の確認	
PP間隔	太マス（　4　）個　　　(一定)・不規則
心房の心拍数は？	300／（　4　）＝（　75　）/分
RR間隔	太マス（　4　）個　　　一定・(不規則)
心室の心拍数は？	300／（　4　）＝（　75　）/分
	3拍目と4拍目のRR間隔は、太マス7個
③P・QRS・T波の確認	
P波	細マス（　3　）個　＝　（　0.12　）秒
QRS波	細マス（　2.5　）個　＝　（　0.08　）秒
T波	(陽性)・陰性
④PQ間隔の確認	
PQ間隔	細マス（　　）個　＝　（　　）秒
	PQ間隔は一定ではない
⑤ST部分の確認	
ST部分	(正常)・ST低下・ST上昇
⑥QT間隔の確認	
QT間隔はRR間隔の半分より	(短い)・長い
QT延長	(なし)・あり

●所見の整理

・PQ間隔が徐々に長くなり、そのあとにQRS波が消失する
・PP間隔は一定

【解　説】

判読のポイントを以下に紹介します。

●チェックリスト②、③

・PP間隔は太マス4個で一定です。RR間隔も基本的に太マス4個で一定ですが、③のQRS波のあとに1拍抜けているため、長くなっています（**図1**）。

●チェックリスト③、④

・PQ間隔は一定ではなく、細マス5個分（①）➡7個分（②）➡9個分（③）と徐々に長くなっていきます。そして④のあとに、P波に続くQRS波が見られなくなります（**図2**）。

●**チェックリスト③**

・P波、QRS波の波形は正常範囲です。

　正常な心拍の何回かに1回、P波のあとに続くはずのQRS波が見られなくなる不整脈で、chapter
1の問12の解説 (p.97～99) でも紹介した「**2度房室ブロック**」です。
　そちらで取り上げた「2度房室ブロック」の心電図は、PQ間隔が一定で突然QRS波が見られなくな
る「Mobitz II 型」でしたが、今回の心電図ではPQ間隔が徐々に長くなり、そのあとにQRS波が見ら
れなくなります。このタイプの「2度房室ブロック」は「**Wenckebach型**」と呼ばれます。

▼図1

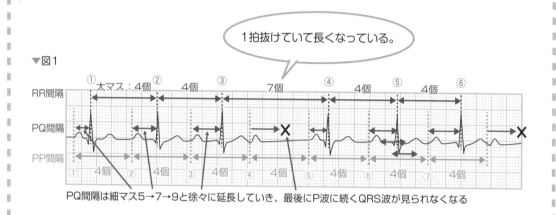

1拍抜けていて長くなっている。

PQ間隔は細マス5→7→9と徐々に延長していき、最後にP波に続くQRS波が見られなくなる

▼図2

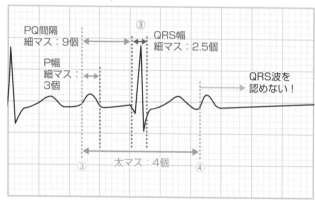

2度房室ブロックには、
Wenckebach型 (PQ間
隔が次第に伸びて心室へ
の興奮が脱落する) と
Mobitz II 型 (PQ間隔が
延長することなく心室へ
の興奮が脱落する) があ
るんですね！

新人ナース

問10

正解

②心室頻拍

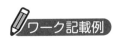

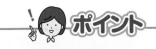

ポイント

関連問題で復習しよう。
chapter 1　問3(➡p.24参照)

●チェックリスト

①測定条件の確認			
縦軸(電位)は10mm/1.0mVか?	(はい)・いいえ		
横軸(時間)は25mm/1秒か?	(はい)・いいえ		
②PP間隔・RR間隔の確認			
PP間隔	太マス(　　)個		一定・不規則
心房の心拍数は?	300／(　　)=(　　)/分　計測困難		
RR間隔	太マス(2)個		(一定)・不規則
心室の心拍数は?	300／(2)=(150)/分		
③P・QRS・T波の確認			
P波	細マス(　　)個　=　(　　)秒　計測困難		
QRS波	細マス(5)個　=　(0.2)秒		
T波	陽性・陰性　計測困難		
④PQ間隔の確認			
PQ間隔	細マス(　　)個　=　(　　)秒　計測困難		
⑤ST部分の確認			
ST部分	正常・ST低下・ST上昇　計測困難		
⑥QT間隔の確認			
QT間隔はRR間隔の半分より	短い・長い　計測困難		
QT延長	なし・あり　計測困難		

●所見の整理

- 幅が広いQRS波を認める、心拍数150/分の頻脈
- QRS波に対応したP波は観察できない

解説

　判読のポイントを以下に紹介します。

●チェックリスト③
- P波は確認できず、QRS幅が「細マス5個分=0.20秒」と幅の広いQRS波を確認できます(次ページ図参照)。

●チェックリスト②
- RR間隔は、太マス2個分と短く、心拍数にすると「300/2=150回/分」の頻脈ですが、一定で規則正しくなっています(次ページ図参照)。

● チェックリスト⑤、⑥

・基線ははっきりしないため、QT間隔やST部分の評価は難しくなっています。

幅の広いQRS波を持つ頻脈で、**心室頻拍（VT）**と判断できます。

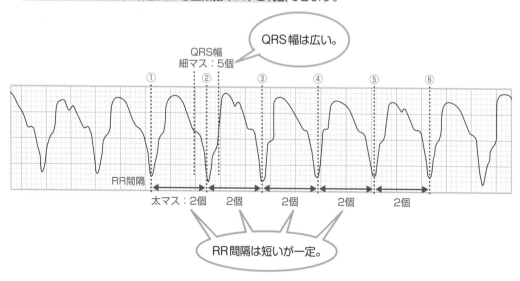

QRS幅は広い。

QRS幅
細マス：5個

RR間隔

太マス：2個　2個　2個　2個　2個

RR間隔は短いが一定。

房室解離

　問10の解説には「P波は確認できない」と書きましたが、下図に赤い矢印で示したように、②と⑤のQRS波の直後に切れ込み（ノッチ〈notch〉と呼ぶこともある）があり、実はこれがP波を表しています。このP波は、QRS波の出現とは関連なく起こっているため、**房室解離**の状態だと考えられます。

　心室で頻拍が起こっている間にも、心房では独立して脈が作られていることを示しています。心室頻拍に特徴的な所見の1つです。

　完全房室ブロックで見られる房室解離のほうが有名かもしれませんが、心室頻拍でも見られることを覚えておきましょう。

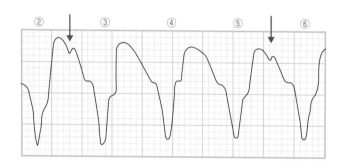

問11

正　解

③正常洞調律

ポイント

関連問題で復習しよう。
chapter 1　問1（➡p.22参照）

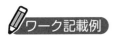

●チェックリスト

①測定条件の確認		
縦軸（電位）は10mm/1.0mVか？	⦅はい⦆・いいえ	
横軸（時間）は25mm/1秒か？	⦅はい⦆・いいえ	
②PP間隔・RR間隔の確認		
PP間隔	太マス（　4　）個	⦅一定⦆・不規則
心房の心拍数は？	300／（　4　）＝（　75　）/分	
RR間隔	太マス（　4　）個	⦅一定⦆・不規則
心室の心拍数は？	300／（　4　）＝（　75　）/分	
③P・QRS・T波の確認		
P波	細マス（　3　）個　＝　（　0.12　）秒	
QRS波	細マス（　2　）個　＝　（　0.08　）秒	
T波	⦅陽性⦆・陰性	
④PQ間隔の確認		
PQ間隔	細マス（　4　）個　＝　（　0.16　）秒	
⑤ST部分の確認		
ST部分	⦅正常⦆・ST低下・ST上昇	
⑥QT間隔の確認		
QT間隔はRR間隔の半分より	⦅短い⦆・長い	
QT延長	⦅なし⦆・あり	

●所見の整理

・心拍数75で一定
・QRS波正常
・そのほかに異常所見なし

　判読のポイントを以下に紹介します。

● **チェックリスト③**

・P波、QRS波の波形は正常範囲です（**図2**）。

● **チェックリスト②**

・PP間隔、RR間隔も正常範囲で一定です（**図1**）。

● **チェックリスト④～⑥**

・PQ間隔も正常で、ST変化やQT延長も認めません（**図2**）。

正常範囲の**心電図**であり、正常洞調律と判断できます。

▼図1

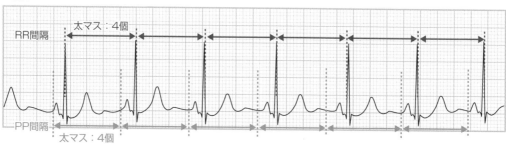

RR間隔　太マス：4個

PP間隔　太マス：4個

▼図2

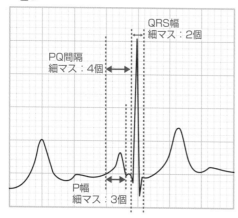

QRS幅
細マス：2個

PQ間隔
細マス：4個

P幅
細マス：3個

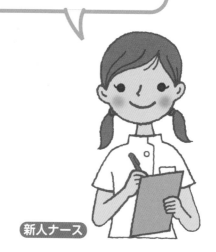

正常な心電図を正常洞調律といいます。洞結節からの規則的な刺激で心臓の各部分が興奮していて、心拍数も正常な状態ですね。

新人ナース

問12

ポイント

関連問題で復習しよう。
chapter 1　問13（➡p.34参照）

正　解

①発作性上室性頻拍

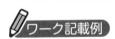

ワーク記載例

●チェックリスト

①測定条件の確認		
縦軸（電位）は10mm/1.0mVか？	(はい)・いいえ	
横軸（時間）は25mm/1秒か？	(はい)・いいえ	
②PP間隔・RR間隔の確認		
PP間隔	太マス（　　）個	一定・不規則
心房の心拍数は？	300／（　　）＝（　　）/分　P波を認めず計測困難	
RR間隔	太マス（　1.5　）個	(一定)・不規則
心室の心拍数は？	300／（　1.5　）＝（　200　）/分	
③P・QRS・T波の確認		
P波	細マス（　　）個　＝　（　　）秒　P波を認めず計測困難	
QRS波	細マス（　2　）個　＝　（　0.08　）秒	
T波	(陽性)・陰性	
④PQ間隔の確認		
PQ間隔	細マス（　　）個　＝　（　　）秒　P波を認めず計測困難	
⑤ST部分の確認		
ST部分	(正常)・ST低下・ST上昇	
⑥QT間隔の確認		
QT間隔はRR間隔の半分より	(短い)・長い	
QT延長	(なし)・あり	

●所見の整理

> ・RR間隔が一定でQRS幅の狭い頻脈
> ・P波やF波、f波などを認めない

右余白の縦書きテキスト

解 説

判読のポイントを以下に紹介します。

● **チェックリスト②、③**

・RR間隔は一定で太マス1.5個分と短く（**図1**）、QRS幅が狭い（**図2**）、心拍数200の頻脈です。

・QRS波の前には明らかなP波は確認できません（**図2**）。

　QRS幅が狭く、RR間隔が一定の頻脈で、P波やF波が確認できないこの心電図は、「**発作性上室性頻拍**」（**PSVT**）だと考えられます。

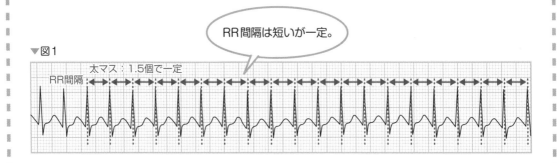

RR間隔は短いが一定。

▼図1

太マス：1.5個で一定

RR間隔

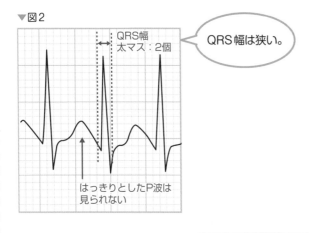

▼図2

QRS幅は狭い。

QRS幅
太マス：2個

はっきりとしたP波は
見られない

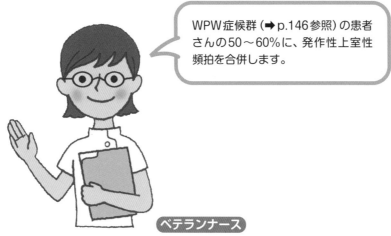

WPW症候群（➡ p.146参照）の患者
さんの50～60％に、発作性上室性
頻拍を合併します。

ベテランナース

問13

正 解

④洞性徐脈

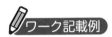
ワーク記載例

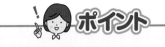
ポイント

関連問題で復習しよう。
chapter 1　問9(➡p.30参照)

●チェックリスト

①測定条件の確認		
縦軸 (電位) は10mm/1.0mVか?	(はい)・いいえ	
横軸 (時間) は25mm/1秒か?	(はい)・いいえ	
②PP間隔・RR間隔の確認		
PP間隔	太マス(8.5)個	(一定)・不規則
心房の心拍数は?	300／(8.5)＝(35)/分	
RR間隔	太マス(8.5)個	(一定)・不規則
心室の心拍数は?	300／(8.5)＝(35)/分	
③P・QRS・T波の確認		
P波	細マス(3)個　＝　(0.12)秒	
QRS波	細マス(3)個　＝　(0.012)秒	
T波	(陽性)・陰性	
④PQ間隔の確認		
PQ間隔	細マス(4)個　＝　(0.16)秒	
⑤ST部分の確認		
ST部分	(正常)・ST低下・ST上昇	
⑥QT間隔の確認		
QT間隔はRR間隔の半分より	(短い)・長い	
QT延長	(なし)・あり	

●所見の整理

- PP間隔は長いが一定で、PQ間隔は正常
- RR間隔が一定で幅の狭いQRS波を持つ徐脈

解 説

判読のポイントを以下に紹介します。

●**チェックリスト②、③**
・P波、QRS波の波形はそれぞれ正常範囲ですが、PP間隔、RR間隔は長く一定で (**図1**)、QRS幅の狭い (**図2**) 徐脈と判断できます。
●**チェックリスト④**
・PQ間隔は一定で正常範囲であり、房室ブロックは認めません。

PP間隔、RR間隔は一定で長い徐脈ですが、PQ間隔が正常であり、「**洞性徐脈**」と判断できます（**図3**）。

▼図1

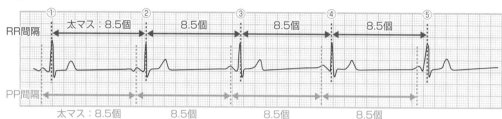

▼図2

PQ間隔も一定。

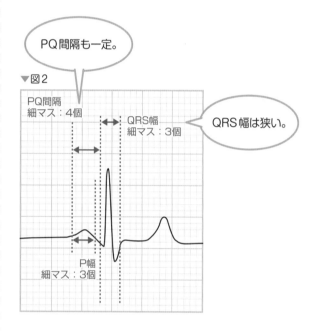

QRS幅は狭い。

▼図3

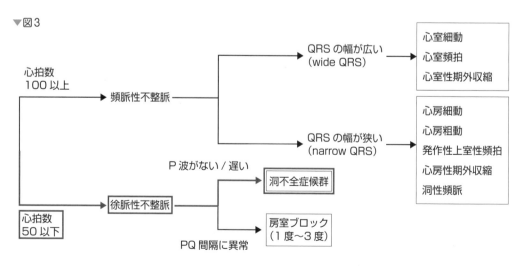

chapter 3 の解答例と解説

 問1

正　解

②心室ペースメーカー波形

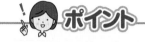 ポイント

心電図を見ると、QRS波の直前に直線の人工的な波形が確認できます。これは、ペースメーカーが心臓を興奮させるときに発生する刺激であり、ペースメーカー波形と呼ばれるものです。**ペーシングスパイク**ともいいます。

✏️ ワーク記載例

●チェックリスト

①測定条件の確認		
縦軸（電位）は10mm/1.0mVか？	⊜はい・いいえ	
横軸（時間）は25mm/1秒か？	⊜はい・いいえ	
②PP間隔・RR間隔の確認		
PP間隔	太マス（　　）個	一定・不規則
心房の心拍数は？	300／（　　）＝（　　　）/分　P波を認めず計測困難	
RR間隔	太マス（ 3.5 ）個	⊜一定・不規則
心室の心拍数は？	300／（ 3.5 ）＝（ 86 ）/分	
③P・QRS・T波の確認		
P波	細マス（　　）個 ＝ （　　　）秒　P波を認めず計測困難	
QRS波	細マス（ 4 ）個 ＝ （ 0.16 ）秒	
	QRS波の直前に細いスパイク状の波を認める	
T波	⊜陽性・陰性	
④PQ間隔の確認		
PQ間隔	細マス（　　）個 ＝ （　　　）秒　P波を認めず計測困難	
⑤ST部分の確認		
ST部分	⊜正常・ST低下・ST上昇	
⑥QT間隔の確認		
QT間隔はRR間隔の半分より	⊜短い・長い	
QT延長	⊜なし・あり	

●所見の整理

・RR間隔が一定の幅広いQRS波
・P波が確認できない
・QRS波直前に細いスパイク状の波を認める

解説

判読のポイントを以下に紹介します。

●**チェックリスト②、③**

・RR間隔は太マス3.5個分で一定（心拍数：300/3.5 ＝ 86/分）、正常範囲です（**図1**）。

・QRS波の幅は細マス4個分（0.16秒）と、幅が広くなっています（**図2**）。

・QRS波直前に細いスパイク状の波を認めますが、QRS波の前に典型的なP波は確認できません（**図1**）。

　このようなQRS波の直前の特徴的なスパイクは、埋め込まれているペースメーカーから出ている電気刺激です。この心電図では、右心室に留置されたリードから電気刺激が出て、心室を興奮させているため、幅広いQRS波がスパイクの直後に出現しています（**図2**）。

　心室ペースメーカーのリードは**心尖部**＊に留置されることが多く（**図3**）、そこから出た刺激は刺激伝導系を通らずに心臓全体に伝わるため、QRS波の幅が広くなり、伝導の向きが逆になるためQRS波が下向きになっています（**図2**）。

▼図1

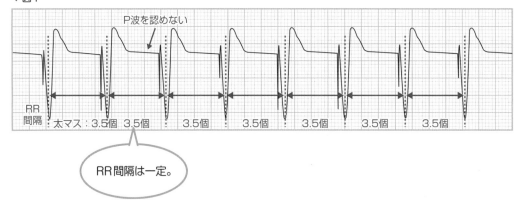

▼図2

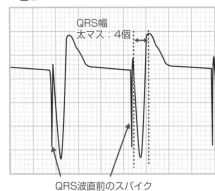

▼図3

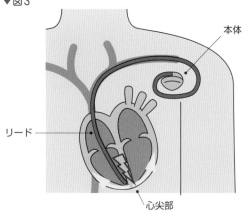

＊**心尖部**　心臓の先端部のこと。

問2

正　解

④ Wenckebach型2度房室ブロック

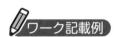ワーク記載例

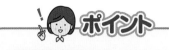

関連問題で復習しよう。
chapter 1　問12（➡p.33参照）
chapter 2　問9（➡p.44参照）

●チェックリスト

①測定条件の確認		
縦軸（電位）は10mm/1.0mVか？	はい・いいえ	
横軸（時間）は25mm/1秒か？	はい・いいえ	
②PP間隔・RR間隔の確認		
PP間隔	太マス（ 4 ）個	一定・不規則
心房の心拍数は？	300／（ 4 ）＝（ 75 ）/分	
RR間隔	太マス（ 4.5 ）個	一定・不規則
心室の心拍数は？	300／（ 4.5 ）＝（ 67 ）/分	
	基本的には一定だが、3拍目と4拍目の間は太マス7個分に伸びている	
③P・QRS・T波の確認		
P波	細マス（ 3 ）個 ＝ （ 0.12 ）秒	
QRS波	細マス（ 2 ）個 ＝ （ 0.08 ）秒	
T波	陽性・陰性	
④PQ間隔の確認		
PQ間隔	細マス（ 4-9 ）個 ＝ （ 0.16 - 0.36 ）秒	
	PQ間隔が1-3拍目に徐々に延長していき、最後にQRS波がP波に追従しなくなる	
⑤ST部分の確認		
ST部分	正常・ST低下・ST上昇	
⑥QT間隔の確認		
QT間隔はRR間隔の半分より	短い・長い	
QT延長	なし・あり	

●所見の整理

- PP間隔は一定だが、RR間隔は不規則
- PQ間隔が徐々に延長していき、P波のあとにQRS波を認めなくなる

解 説

　判読のポイントを以下に紹介します。

●チェックリスト②
・PP間隔は太マス4個分で一定ですが、RR間隔は基本的には一定であるものの不規則で、3拍目のあとが1拍抜けている状態です（**図1**）。

●チェックリスト④
・PQ間隔はP波①〜③にかけて（⑤〜⑦にかけても同様）、①では細マス4個分であったものが③では9個分と徐々に延長しています。そのあと、P波④に続くQRS波を認めなくなり、再び短いPQ間隔に戻ります（**図1**）。

　P波とQRS波の伝導に障害がある状態で、何度かに1回、房室伝導が途切れるため、**2度房室ブロック**と考えられます。2度房室ブロックにはMobitz Ⅱ型とWenckebach型がありますが、PQ間隔が一定で突然QRS波が消失する**Mobitz Ⅱ型**に対し、PQ間隔が延長していくタイプは**Wenckebach型**だと考えられます（➡ p.100参照）。

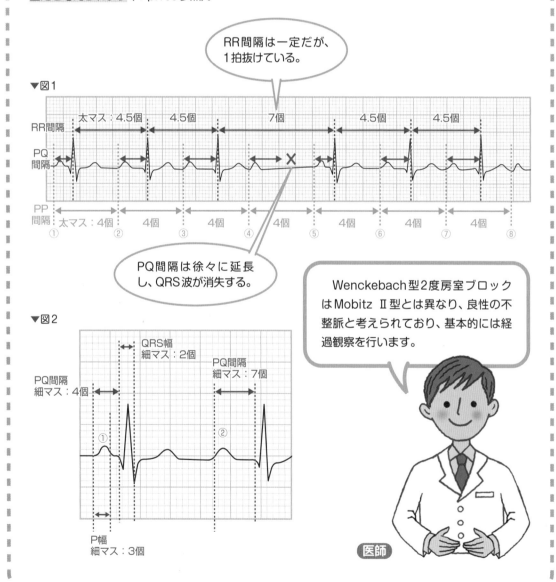

▼図1

RR間隔は一定だが、1拍抜けている。

PQ間隔は徐々に延長し、QRS波が消失する。

Wenckebach型2度房室ブロックはMobitz Ⅱ型とは異なり、良性の不整脈と考えられており、基本的には経過観察を行います。

▼図2

医師

問3

正　解

①洞停止

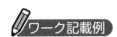 ワーク記載例

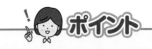 ポイント

洞結節の刺激が一時的に停止することを洞停止といいます。P波、QRS波が消失し、著しく長いRR間隔が現れます。

●チェックリスト

①測定条件の確認		
縦軸（電位）は10mm/1.0mVか？	(はい)・いいえ	
横軸（時間）は25mm/1秒か？	(はい)・いいえ	
②PP間隔・RR間隔の確認		
PP間隔	太マス（ 4 ）個	一定・(不規則)
心房の心拍数は？	300／（ 4 ）＝（ 75 ）/分	
	基本的には太マス4個分だが、3拍目のあとに長い停止時間がある	
RR間隔	太マス（ 4 ）個	一定・(不規則)
心室の心拍数は？	300／（ 4 ）＝（ 75 ）/分	
	基本的には太マス4個分だが、3拍目のあとに長い停止時間がある	
③P・QRS・T波の確認		
P波	細マス（ 3 ）個　＝　（ 0.12 ）秒	
QRS波	細マス（ 2 ）個　＝　（ 0.08 ）秒	
T波	(陽性)・陰性	
④PQ間隔の確認		
PQ間隔	細マス（ 4 ）個　＝　（ 0.16 ）秒	
⑤ST部分の確認		
ST部分	(正常)・ST低下・ST上昇	
⑥QT間隔の確認		
QT間隔はRR間隔の半分より	(短い)・長い	
QT延長	(なし)・あり	

●所見の整理

- PP間隔、RR間隔ともに基本的には一定だが、長い停止時間がある
- PQ間隔は正常範囲

解 説

　判読のポイントを以下に紹介します。

●**チェックリスト②**

・PP間隔、RR間隔ともに基本的には太マス4個分ですが、3拍目のあとに太マスおよそ19個分 (3.8秒) にわたる長い停止時間があります (**図1**)。

●**チェックリスト④**

・PQ間隔は細マス4個分 (0.16秒) で一定であり、P波とQRS波の伝導は正常です (**図2**)。

　このように、長時間にわたりP波の停止時間がある状態 (定義では3秒以上) は、洞結節からの電気的興奮が止まっている状態だと考えられ、「**洞停止**」と呼ばれます。

　「洞停止」は、心臓の電気的興奮が作られる洞結節の働きに障害が生じる「洞不全症候群」の病型の1つです。「洞不全症候群」には、すでに出てきた「**洞性徐脈**」と「**洞停止**」、そして「**徐脈頻脈症候群**」の3つのタイプがあります (**図3**)。「徐脈頻脈症候群」ものちほど取り上げるので、挑戦してみてください。

長い停止。

▼図1
RR間隔

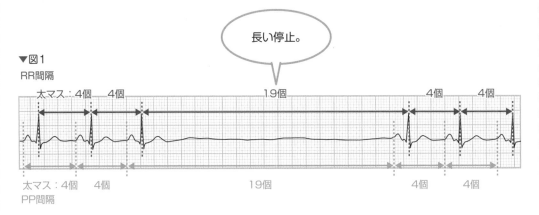

▼図2

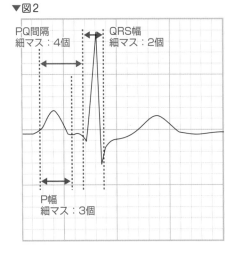

▼図3

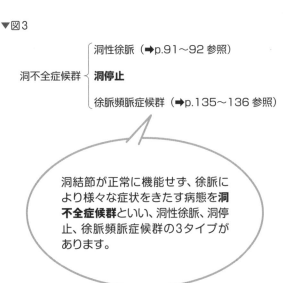

洞性徐脈 (➡p.91〜92 参照)

洞不全症候群 **洞停止**

徐脈頻脈症候群 (➡p.135〜136 参照)

洞結節が正常に機能せず、徐脈により様々な症状をきたす病態を**洞不全症候群**といい、洞性徐脈、洞停止、徐脈頻脈症候群の3タイプがあります。

問4

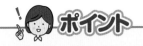

ポイント

心房細動などの頻脈性の不整脈のあとに生じる一過性の心停止（または高度な洞性徐脈）を徐脈頻脈症候群といいます。

正　解

③徐脈頻脈症候群

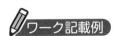 ワーク記載例

●チェックリスト

①測定条件の確認			
縦軸（電位）は10mm/1.0mVか？	(はい)・いいえ		
横軸（時間）は25mm/1秒か？	(はい)・いいえ		
②PP間隔・RR間隔の確認			
PP間隔	太マス（　　）個		一定・(不規則)
心房の心拍数は？	300／（　　）＝（　　）/分　不規則で計測困難		
	最初の4拍目までは基線が一定ではない心房細動のようなf波、そのあとに長い停止期間を経てP波が再び現れる		
RR間隔	太マス（　　）個		一定・(不規則)
心室の心拍数は？	300／（　　）＝（　　）/分　不規則で計測困難		
	最初の4拍目までは不規則なRR間隔、そのあとに長い停止期間を経てQRS波が再び現れる		
③P・QRS・T波の確認			
P波	細マス（　2　）個　＝　（　0.08　）秒		
QRS波	細マス（　2　）個　＝　（　0.08　）秒		
T波	(陽性)・陰性		
④PQ間隔の確認			
PQ間隔	細マス（　4　）個　＝　（　0.16　）秒　（5-6拍目）		
⑤ST部分の確認			
ST部分	(正常)・ST低下・ST上昇		
⑥QT間隔の確認			
QT間隔はRR間隔の半分より	(短い)・長い		
QT延長	(なし)・あり		

●所見の整理

・前半の、f波を伴う不規則なQRS波
・その後の長い停止期間のあとに始まる、P波を伴うQRS波

判読のポイントを以下に紹介します。

● **チェックリスト③**

・4つ目のQRS波までは基線が真っ直ぐでなく揺れていて、心房細動のところで勉強した「f波」を認めます（図1）。

・f波が止まったあと、P波、QRS波ともに認めなくなり、太マス14個分（2.8秒）の停止期間となります。

・停止期間のあと、P波を伴うQRS波が始まります。

　この心電図は、2つのパートで成り立っており、4つ目のQRS波まではf波を認め、RR間隔が不規則であり、典型的な心房細動の所見を認めます（図1）。その後、2.8秒にわたってP波とQRS波を認めず洞停止となり、最後にP波を伴うQRS波が出現して洞調律に戻ります（図2-2）。

　このように、一時的な心房細動（発作性心房細動と呼びます）のあとに、洞停止が起こり、洞調律に復帰していく状態を「徐脈頻脈症候群」と呼び、洞不全症候群の病型の1つです（図1-⑤）。

　洞結節で電気的興奮を作る力が衰えているため、洞結節以外で速い興奮が起こっている心房細動の状態が終わったとき、急に洞結節からのリズムに切り替えることが難しくなっています。

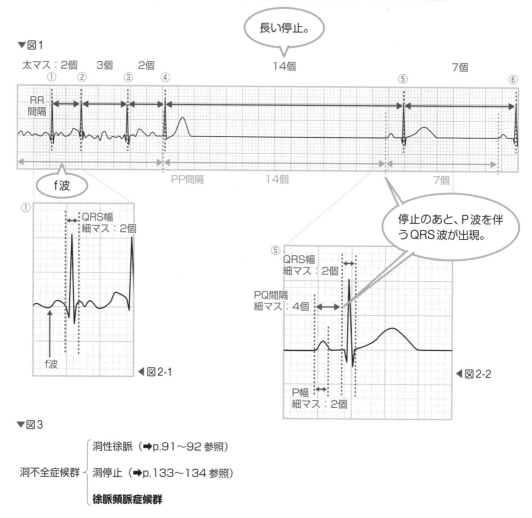

▼図1

長い停止。

太マス：2個　　3個　　2個　　　　　　　　　14個　　　　　　　　　　7個

① ② ③ ④ ⑤ ⑥

RR間隔

f波

PP間隔　　14個　　　　7個

停止のあと、P波を伴うQRS波が出現。

① QRS幅
細マス：2個

f波

◀図2-1

⑤ QRS幅
細マス：2個

PQ間隔
細マス：4個

P幅
細マス：2個

◀図2-2

▼図3

洞不全症候群 { 洞性徐脈（➡p.91～92 参照）
洞停止（➡p.133～134 参照）

徐脈頻脈症候群

問5

正　解

②徐脈性心房細動

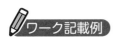ワーク記載例

> **ポイント**
>
> 心房細動では脈が速くなることが多いですが、心房の刺激が多すぎる場合に、房室結節に連絡できず、結果的に心室の脈が遅くなってしまう不整脈を**徐脈性心房細動**(bradycardia atrial fibrillation) といいます。

●チェックリスト

①測定条件の確認		
縦軸 (電位) は10mm/1.0mVか？	(はい)・いいえ	
横軸 (時間) は25mm/1 秒か？	(はい)・いいえ	
②PP間隔・RR間隔の確認		
PP間隔	太マス (　　　) 個	一定・不規則
心房の心拍数は？	300／(　　　) = (　　　) /分　P波を認めず計測困難	
	心電図の基線が揺れており、f波を認める	
RR間隔	太マス (7-17) 個	一定・(不規則)
心室の心拍数は？	300／(7-17) = (17-42) /分	
③P・QRS・T波の確認		
P波	細マス (　　　) 個 = (　　　) 秒　P波を認めず計測困難	
QRS波	細マス (2) 個 = (0.08) 秒	
T波	(陽性)・陰性	
④PQ間隔の確認		
PQ間隔	細マス (　　　) 個 = (　　　) 秒　P波を認めず計測困難	
⑤ST部分の確認		
ST部分	(正常)・ST低下・ST上昇	
⑥QT間隔の確認		
QT間隔はRR間隔の半分より	(短い)・長い	
QT延長	(なし)・あり	

●所見の整理

- 心電図の基線が揺れており、f波を認める
- QRS波の幅は狭いが、不規則
- RR間隔は最大で3.4秒と徐脈

判読のポイントを以下に紹介します。

●チェックリスト②

・RR間隔が不規則で太マス7〜17個分 (心拍数17〜42/分) と長く (**図1**)、QRS幅の狭い徐脈を認めています (**図2**)。

・心電図の基線は一定ではなく揺れており、f波を認めます。

　P波はなく、心電図の基線は揺れていてf波を認めており、基本は心房細動の心電図となっています。RR間隔は不規則で、太マス7〜17個分 (心拍数17〜42) と長くなっていて、徐脈性の心房細動の心電図と考えられます。

　心房細動では、心房は1分間におよそ300回以上興奮しており、そのうちの何回かに1回が心室に伝わっていきます。心房細動では脈が速くなることが多いのですが、心房-心室の伝導が悪いと、心室に興奮が伝わらないため徐脈となることがあります。

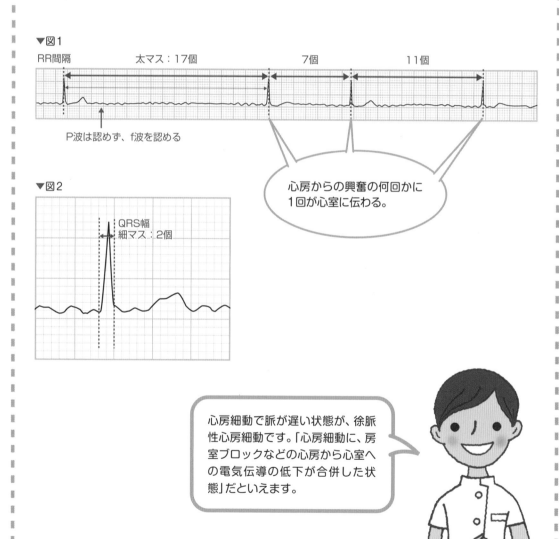

▼図1

RR間隔　　　　太マス：17個　　　　　　　7個　　　　　11個

P波は認めず、f波を認める

心房からの興奮の何回かに
1回が心室に伝わる。

▼図2

QRS幅
細マス：2個

心房細動で脈が遅い状態が、徐脈性心房細動です。「心房細動に、房室ブロックなどの心房から心室への電気伝導の低下が合併した状態」だといえます。

先輩ナース

心房細動の種類

　心房細動は、持続時間によっていくつかの種類に分類することができます。モニター心電図では「心房細動がどれくらい持続しているか」を記録できるため、種類を判定するのに有用です。

・発作性心房細動（PAF＊）
薬剤や電気的除細動を用いずに、**1週間以内**に自然に停止する。

・持続性心房細動（PerAF＊）
1週間以上持続する（電気的除細動や薬剤により停止するものを含む）。

・慢性心房細動（CAF＊）
1年以上持続する。

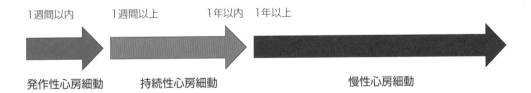

1週間以内	1週間以上	1年以内	1年以上

発作性心房細動　　　持続性心房細動　　　　　　慢性心房細動

　心房細動は一般的に発作性として始まり、徐々に持続時間が長くなり、持続性➡慢性と進行していきます。持続性や慢性の心房細動になると、心房の拡大や線維化が進み、薬剤やカテーテルアブレーションなどの治療に抵抗性となるため、早期に心房細動を発見することが重要になってきます。

＊ PAF　　　Paroxysmal Atrial Fibrillationの略。
＊ PerAF　　Persistent Atrial Fibrillationの略。
＊ CAF　　　Chronic Atrial Fibrillationの略。

問6

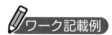

ポイント

異所性心房調律では、心臓を収縮させる刺激が、心房内の通常の場所（洞結節）以外から発生しています。

正　解

④異所性心房調律

ワーク記載例

●チェックリスト

①測定条件の確認		
縦軸（電位）は10mm/1.0mVか？	はい・いいえ	
横軸（時間）は25mm/1秒か？	はい・いいえ	
②PP間隔・RR間隔の確認		
PP間隔	太マス（ 3 ）個	一定・不規則
心房の心拍数は？	300／（ 3 ）＝（ 100 ）/分	
RR間隔	太マス（ 3 ）個	一定・不規則
心室の心拍数は？	300／（ 3 ）＝（ 100 ）/分	
③P・QRS・T波の確認		
P波	細マス（ 2 ）個 ＝（ 0.08 ）秒　P波が下向き	
QRS波	細マス（ 2 ）個 ＝（ 0.08 ）秒	
T波	陽性・陰性	
④PQ間隔の確認		
PQ間隔	細マス（ 3 ）個 ＝（ 0.12 ）秒	
⑤ST部分の確認		
ST部分	正常・ST低下・ST上昇	
⑥QT間隔の確認		
QT間隔はRR間隔の半分より	短い・長い	
QT延長	なし・あり	

●所見の整理

- 一定のPP間隔を持つ下向きのP波
- 一定のRR間隔を持つ幅の狭いQRS波
- PQ間隔も一定

解　説

　判読のポイントを以下に紹介します。

●チェックリスト②、③

・PP間隔は一定でP波の幅も正常範囲ですが、P波が下向きとなっています（**図1、2**）。

・RR間隔も一定でQRS波の幅も狭く、PQ間隔も一定です（**図1、2**）。

　P波の向きが下向きであることを除けば、基本的な確認事項は正常範囲です。P波の向きが異なっているのは、電気的興奮が洞結節からではなく心房の別の部位から起こっている可能性を示唆しています。洞結節が右心房の上側に存在し、電気的興奮が下向きに向かっていくのに対し、洞結節以外の心房の下側の部位から起こった電気的興奮は心房内を上向きに進んでいくため、P波が下向きとなります（**図3**）。

　心房内で洞結節以外の部位から起こっている電気的興奮により、心臓収縮のリズムが形作られている状態を「**異所性心房調律**」と呼びます。

▼図1

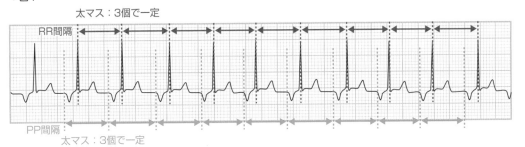

▼図2　　　　　　　　　　▼図3

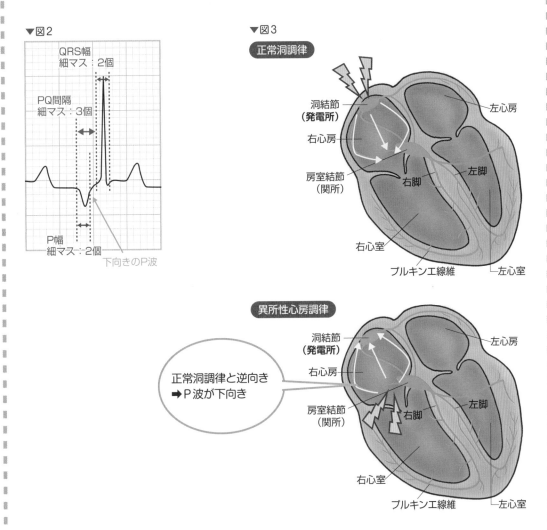

問7

ポイント

関連問題で復習しよう。
chapter 1　問13（➡p.34参照）
chapter 2　問12（➡p.47参照）

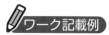

正　解

①**発作性上室性頻拍**

ワーク記載例

●チェックリスト

①測定条件の確認		
縦軸（電位）は10mm/1.0mVか？	(はい)・いいえ	
横軸（時間）は25mm/1秒か？	(はい)・いいえ	
②PP間隔・RR間隔の確認		
PP間隔	太マス（　　）個	一定・不規則
心房の心拍数は？	300／（　　）＝（　　　）/分　P波を認めず計測困難	
RR間隔	太マス（　2　）個	(一定)・不規則
心室の心拍数は？	300／（　2　）＝（　150　）/分	
③P・QRS・T波の確認		
P波	細マス（　　）個　＝（　　　　）秒　P波を認めず計測困難	
QRS波	細マス（　2　）個　＝（　0.08　）秒	
	QRS波の後ろに小さなノッチを認める	
T波	(陽性)・陰性	
④PQ間隔の確認		
PQ間隔	細マス（　　）個　＝（　　　）秒　P波を認めず計測困難	
⑤ST部分の確認		
ST部分	正常・(ST低下)・ST上昇	
⑥QT間隔の確認		
QT間隔はRR間隔の半分より	(短い)・長い	
QT延長	(なし)・(あり)　頻脈のため評価困難	

●所見の整理

・QRS幅の狭い、RR間隔一定の頻脈
・QRS波の直後にノッチを認める
・STの低下を認める

解　説

　判読のポイントを以下に紹介します。

●**チェックリスト②**

・RR間隔は一定で太マス2個分と短く（**図1**）、QRS幅も狭い（**図2**）、心拍数150/分の頻脈です。

●**チェックリスト③**

・QRS波の前にはP波は確認できませんが、QRS波の後ろに小さな下向きの**ノッチ**を認めます
（**図2**）。

QRS幅が狭くRR間隔が一定の頻脈で、これは前に紹介した**発作性上室性頻拍（PSVT）**です。PSVTの特徴として、必ずしもQRS波の前にP波を認めないことが挙げられますが、今回の心電図ではQRS波の直後に小さな**ノッチ**を認めており、これが心房の収縮を示す**逆行性のP波**だと考えられます。

図3に示したように、副伝導路を介した発作性上室性頻拍の**リエントリー回路***中で、心室の興奮を表すQRS波のあとに電気的興奮が副伝導路を通って心房に戻っていき、心房が収縮するときに逆行性P波が出現することがわかります。

▼図1

RR間隔
太マス：2個で一定

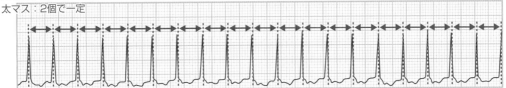

▼図2

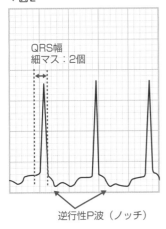

QRS幅
細マス：2個

逆行性P波（ノッチ）

WPW症候群（➡p.146参照）では生まれつき副伝導路があります。

医師

▼図3　副伝導路を介した発作性上室性頻拍

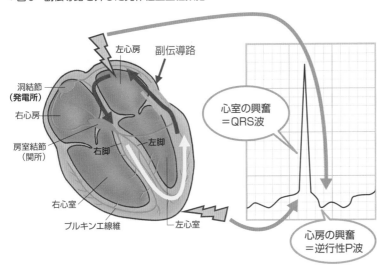

左心房　副伝導路

洞結節
（発電所）

右心房

房室結節
（関所）

右脚　左脚

右心室

プルキンエ線維　左心室

心室の興奮
＝QRS波

心房の興奮
＝逆行性P波

***リエントリー回路**　異常な興奮がぐるぐる回ること。

問8

正 解

④心房性期外収縮（二段脈）

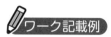

ワーク記載例

●チェックリスト

①測定条件の確認		
縦軸（電位）は10mm/1.0mVか？	(はい)・いいえ	
横軸（時間）は25mm/1秒か？	(はい)・いいえ	
②PP間隔・RR間隔の確認		
PP間隔	太マス（ 3/6.5 ）個	一定・(不規則)
心房の心拍数は？	300／（ 3/6.5 ）＝（ 100/46 ）/分	
RR間隔	太マス（ 3/6.5 ）個	一定・(不規則)
心室の心拍数は？	300／（ 3/6.5 ）＝（ 100/46 ）/分	
③P・QRS・T波の確認		
P波	細マス（ 3 ）個 ＝（ 0.12 ）秒	
QRS波	細マス（ 2 ）個 ＝（ 0.08 ）秒	
T波	(陽性)・陰性	
④PQ間隔の確認		
PQ間隔	細マス（ 4 ）個 ＝（ 0.16 ）秒	
⑤ST部分の確認		
ST部分	(正常)・ST低下・ST上昇	
⑥QT間隔の確認		
QT間隔はRR間隔の半分より	(短い)・長い	
QT延長	(なし)・あり	

●所見の整理

- PP間隔、RR間隔は一定ではないが、太マス3個と6.5個のリズムを繰り返している
- PQ間隔は正常範囲

解 説

判読のポイントを以下に紹介します。

●チェックリスト②

・PP間隔、RR間隔は一定ではないものの、太マス3個と6.5個のリズムを規則正しく繰り返しています（**図1**）。

●チェックリスト③、④

・PQ間隔は正常範囲で、P波とQRS波は連動しています（**図1**、**2**）。

　正常な洞調律のあとに早いタイミングで**心房性期外収縮（APC、PAC）**が起こり、それが1回おきに起こっている状態です。このように2回に1回の割合で期外収縮が起こることを「**二段脈**」と呼びます。さらに、3回に1回の割合で期外収縮が起こることを「**三段脈**」と呼びます（**図3**）。

　二段脈や三段脈となっても、単発の心房性期外収縮と同様に、基本的には経過観察となりますが、動悸が強い場合は薬物治療やカテーテル治療の適応となることもあります。

▼図1

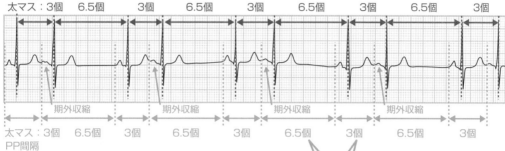

▼図2

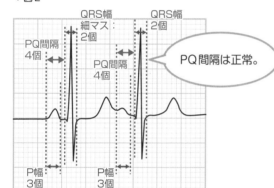

▼図3

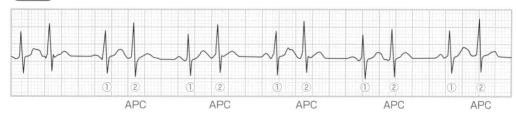

二段脈　2回に1回、期外収縮が起こる

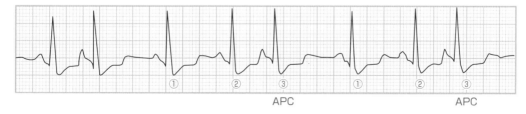

三段脈　3回に1回、期外収縮が起こる

問9

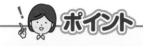
正 解

③WPW症候群

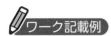

●チェックリスト

①測定条件の確認		
縦軸（電位）は10mm/1.0mVか？	はい・いいえ	
横軸（時間）は25mm/1秒か？	はい・いいえ	
②PP間隔・RR間隔の確認		
PP間隔	太マス（ 4.5 ）個	一定・不規則
心房の心拍数は？	300／（ 4.5 ）＝（ 67 ）/分	
RR間隔	太マス（ 4.5 ）個	一定・不規則
心室の心拍数は？	300／（ 4.5 ）＝（ 67 ）/分	
③P・QRS・T波の確認		
P波	細マス（ 2.5 ）個 ＝ （ 0.10 ）秒	
QRS波	細マス（ 3.5 ）個 ＝ （ 0.14 ）秒	
T波	陽性・陰性	
④PQ間隔の確認		
PQ間隔	細マス（ 2.5 ）個 ＝ （ 0.10 ）秒	
⑤ST部分の確認		
ST部分	正常・ST低下・ST上昇	
⑥QT間隔の確認		
QT間隔はRR間隔の半分より	短い・長い	
QT延長	なし・あり	

●所見の整理

- PP間隔、RR間隔は正常範囲で一定
- QRS波の幅は広がっている
- P波とQRS波は対応しているが、PQ間隔は短い

解 説

　判読のポイントを以下に紹介します。

●**チェックリスト②**

・PP間隔、RR間隔は太マス4.5個分（300/4.5＝心拍数67）で一定（**図1**）。

●**チェックリスト③**

・QRS幅は細マス3.5個分（0.14秒）と幅が広い（**図2**）。

・P波とQRS波は1対1で対応しているが、PQ間隔が細マス2.5個分（0.10秒）と短くなっている（**図2**）。

＊WPW　Wolff-Parkinson-Whiteの略。

QRS波の幅が広がっていますが、心室性期外収縮や心室頻拍のように全体的に幅が広いのではなく、先端はとがっていて、QRS波の立ち上がりで広がっている特徴的な形をしています。このようにQRS波のなだらかに立ち上がってくる部分は「**デルタ波**」と呼ばれ、**WPW症候群**に特徴的な所見です。

通常は、心房から心室へ電気的興奮が伝わる場所は房室結節のみです。しかし、WPW症候群では、房室結節のほかに「副伝導路」と呼ばれる場所からも心室へ電気的興奮が伝わるため（**図3**）、デルタ波が形成されます。副伝導路は房室結節よりも早く電気刺激を伝えるため、PQ間隔が短くなります。そして、この「副伝導路」は、WPW症候群で発作性上室性頻拍が起こる際のリエントリー回路の一部になります。

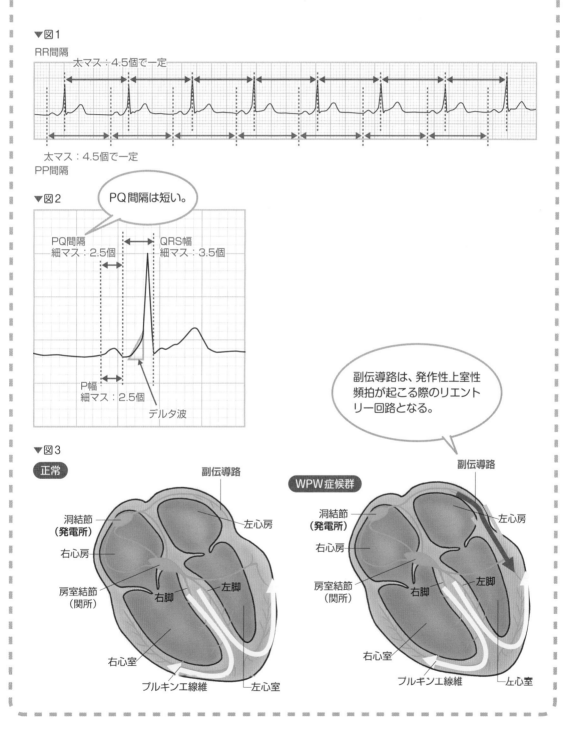

▼図1

RR間隔
太マス：4.5個で一定

太マス：4.5個で一定
PP間隔

▼図2

PQ間隔は短い。

PQ間隔
細マス：2.5個

QRS幅
細マス：3.5個

P幅
細マス：2.5個

デルタ波

副伝導路は、発作性上室性頻拍が起こる際のリエントリー回路となる。

▼図3

正常

副伝導路

洞結節
（発電所）

左心房

右心房

房室結節
（関所）

右脚

左脚

右心室

プルキンエ線維

左心室

WPW症候群

副伝導路

洞結節
（発電所）

左心房

右心房

房室結節
（関所）

右脚

左脚

右心室

プルキンエ線維

左心室

問10

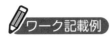

正解

① QT 延長症候群

ワーク記載例

> **ポイント**
>
> P波、QRS波やリズムは正常で、QT間隔の延長が見られる不整脈を **QT延長症候群** といいます。

●チェックリスト

①測定条件の確認		
縦軸（電位）は10mm/1.0mVか？	(はい)・いいえ	
横軸（時間）は25mm/1秒か？	(はい)・いいえ	
②PP間隔・RR間隔の確認		
PP間隔	太マス（ 4 ）個	(一定)・不規則
心房の心拍数は？	300／（ 4 ）＝（ 75 ）/分	
RR間隔	太マス（ 4 ）個	(一定)・不規則
心室の心拍数は？	300／（ 4 ）＝（ 75 ）/分	
③P・QRS・T波の確認		
P波	細マス（ 2.5 ）個 ＝ （ 0.10 ）秒	
QRS波	細マス（ 2 ）個 ＝ （ 0.08 ）秒	
T波	(陽性)・陰性	
④PQ間隔の確認		
PQ間隔	細マス（ 4 ）個 ＝ (0.16)秒	
⑤ST部分の確認		
ST部分	(正常)・ST低下・ST上昇	
⑥QT間隔の確認		
QT間隔はRR間隔の半分より	短い・(長い)	
QT延長	なし・(あり)	

●所見の整理

- P波、QRS波は正常範囲
- QT間隔の延長

解 説

判読のポイントを以下に紹介します。

●**チェックリスト③**

・P波、QRS波の計測値は正常範囲内で、1対1で対応しており、リズムも一定です（**図1**、**2**）。

●**チェックリスト⑥**

・QT間隔が太マス3個分と、RR間隔の半分（太マス4個/2＝太マス2個分）より長く、QT間隔が延長しています（**図2**）。

この心電図では、P波、QRS波の計測値やリズムは正常ですが、唯一、QT間隔が延長していることが異常所見で、**QT延長症候群**の心電図と考えられます。

QT延長症候群をきたす原因は、**表**にあるとおり、先天性や薬剤性など多岐にわたります。❶の先天性以外は2次性の原因になります。

治療に関しては原疾患に応じた対応を行う必要があります。

▼図1

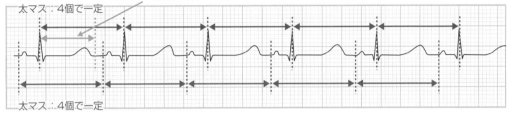

▼図2

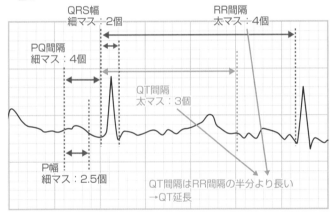

QT延長症候群は、心室頻拍や心室細動などの危険な不整脈を起こしやすいので、発見した際は原因がなんであるかアプローチして、注意深く観察する必要があります。

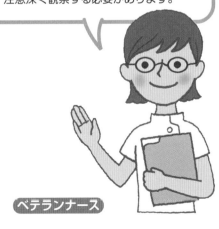

▼表　QT延長症候群をきたす原因

❶先天性QT延長症候群
❷薬剤性（抗不整脈薬、向精神薬、抗生物質など）
❸電解質異常（低カリウム血症など）
❹徐脈性不整脈
❺代謝性疾患（甲状腺機能低下症、低体温）
❻中枢性疾患（クモ膜下出血）

ベテランナース

chapter 4 の解答例と解説

問1

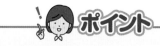

ポイント

関連問題で復習しよう。
chapter 3　問1(➡p.50参照)

正　解

①心房・心室ペースメーカー波形

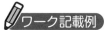

●チェックリスト

①測定条件の確認		
縦軸 (電位) は10mm/1.0mVか？	はい・いいえ	
横軸 (時間) は25mm/1秒か？	はい・いいえ	
②PP間隔・RR間隔の確認		
PP間隔	太マス (4) 個	一定・不規則
心房の心拍数は？	300／(4)＝(75)/分	
	P波の直前にスパイクあり	
RR間隔	太マス (4) 個	一定・不規則
心室の心拍数は？	300／(4)＝(75)/分	
	QRS波の直前にスパイクあり	
③P・QRS・T波の確認		
P波	細マス (2) 個　＝　(0.08) 秒	
QRS波	細マス (4) 個　＝　(0.16) 秒	
T波	陽性・陰性	
④PQ間隔の確認		
PQ間隔	細マス (4) 個　＝　(0.16) 秒	
⑤ST部分の確認		
ST部分	正常・ST低下・ST上昇	
⑥QT間隔の確認		
QT間隔はRR間隔の半分より	短い・長い	
QT延長	なし・あり	

●所見の整理

・RR間隔が一定の幅広いQRS波
・PP間隔が一定
・P波・QRS波の直前に細いスパイク状の波を認める

解　説

判読のポイントを以下に紹介します。

●**チェックリスト②**

・PP間隔、RR間隔は太マス4個分で一定（心拍数：300/4 ＝ 75）、かつ正常範囲です（**図1**）。QRS波の幅は細マス4個分（0.16秒）と広くなっています（**図2**）。

●**チェックリスト④**

・PQ間隔は細マス4個分（0.16秒）で一定、P波とQRS波は連動しています（**図2**）。

●**チェックリスト③**

・P波とQRS波の直前に、細いスパイク状の波を認めます（**図2**）。

　このようにP波とQRS波の直前の特徴的なスパイクは、埋め込まれているペースメーカーから出ている電気刺激です。ペースメーカー波形はchapter 3の問1でも出てきましたが、今回の心電図ではQRS波だけでなく、P波の直前にもスパイクを認めており、心房にもペースメーカーリードが留置されていると考えられます。

　2本のリードを右心房と右心室に留置するペースメーカーは**デュアルチャンバーペースメーカー**と呼ばれます（**図3**）。心室のみに留置するシングルチャンバーペースメーカーとは違って、心房と心室の収縮タイミングを正常な範囲に調整することができ、生理的により適正なタイミングで心臓を収縮させることができます。

▼図1

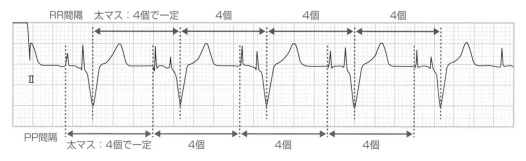

▼図2

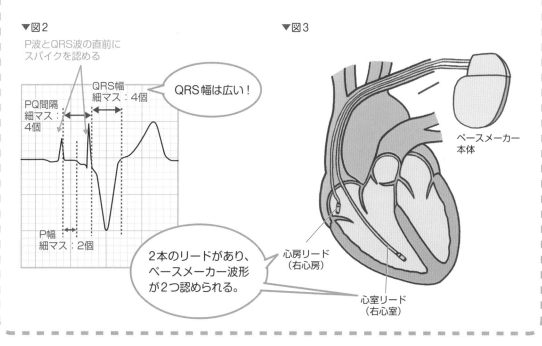

P波とQRS波の直前にスパイクを認める

QRS幅は広い！

2本のリードがあり、ペースメーカー波形が2つ認められる。

▼図3

ペースメーカー本体

心房リード（右心房）

心室リード（右心室）

問2

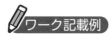

④ペースメーカー不全

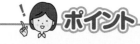

ポイント

ペースメーカーによる刺激が心室に伝わっていない状態を、**ペースメーカー不全**といいます。

✏️**ワーク記載例**

●チェックリスト

①測定条件の確認		
縦軸（電位）は10mm/1.0mVか？	(はい)・いいえ	
横軸（時間）は25mm/1秒か？	(はい)・いいえ	
②PP間隔・RR間隔の確認		
PP間隔	太マス（　）個	一定・不規則
心房の心拍数は？	300/（　）=（　）/分　P波を認めず計測困難	
	心電図の基線が揺れており、f波を認める 太マス4個分の間隔でスパイクを認める	
RR間隔	太マス（　4-8　）個	一定・(不規則)
心室の心拍数は？	300/（　4-8　）=（　37.5-75　）/分	
③P・QRS・T波の確認		
P波	細マス（　）個　=（　）秒　P波を認めず計測困難	
QRS波	細マス（　4　）個　=（　0.16　）秒	
	1/2/4拍目はQRS波の前にスパイクを認め、幅広で下向き	
T波	陽性・(陰性)	
④PQ間隔の確認		
PQ間隔	細マス（　）個　=（　）秒　P波を認めず計測困難	
⑤ST部分の確認		
ST部分	正常・(ST低下)・ST上昇	
⑥QT間隔の確認		
QT間隔はRR間隔の半分より	(短い)・長い	
QT延長	(なし)・あり	

●所見の整理

・一定の間隔でスパイクを認める
・①②④拍目は幅の広いQRS波で、直前にスパイクを認める
・その他のスパイクのあとにはQRS波を認めない
・ST低下・陰性T波を認める

解説

　判読のポイントを以下に紹介します。

●チェックリスト②

・太マス4個分（300/4＝心拍数75/分）の一定の間隔でスパイクを認める（**図1**）。

● チェックリスト③

・①②④拍目は幅の広いQRS波で直前にスパイクを認める（**図1**）。

・その他のスパイクのあとにはQRS波を認めない（**図2**）。

　一定の間隔でスパイクを認めており、前に勉強したペースメーカーから出ている刺激によるものだと考えられます。①②④拍目のQRS波はスパイクの直後に現れており、幅も広くて、ペースメーカーによる心室収縮を示しています。

　しかし、③④⑥⑦個目のスパイクのあとには対応するQRS波がなく、ペースメーカーによる刺激が心室に伝わっていません。これを「**ペースメーカー不全**」と呼び、ペースメーカー本体やリード線、心筋の異常など様々な原因により起こります。進行してさらに多くのスパイクが心室に伝わらなくなると大きな問題となるので、早急にペースメーカーのチェックを行う必要があります。

　ちなみに、心電図の基線は一定ではなく、細かく揺れていてf波と考えられ、基礎心疾患として心房細動があることが示唆されます。

▼図1

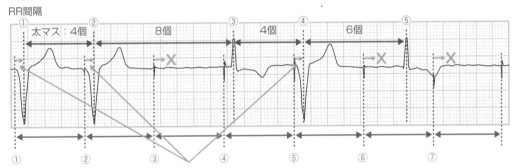

スパイクの間隔
太マス：4個で一定　　①②④拍目はスパイクとQRS波が対応しているが、
　　　　　　　　　　　その他のスパイクのあとには対応するQRS波がない

▼図2

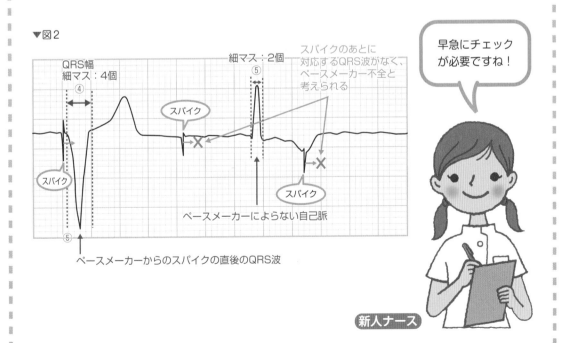

早急にチェックが必要ですね！

新人ナース

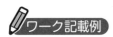 問3

正 解

①心房粗動

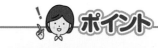

ポイント

関連問題で復習しよう。
chapter 1 問7(➡p.28参照)
chapter 2 問3(➡p.38参照)

✐ ワーク記載例

● チェックリスト

①測定条件の確認		
縦軸（電位）は10mm/1.0mVか？	(はい)・いいえ	
横軸（時間）は25mm/1秒か？	(はい)・いいえ	
②PP間隔・RR間隔の確認		
PP間隔	太マス（ 1 ）個	(一定)・不規則
心房の心拍数は？	300／（ 1 ）＝（ 300 ）/分	
	ノコギリのような下向きの鋸歯状波（F波）	
RR間隔	太マス（ 3-4 ）個	一定・(不規則)
心室の心拍数は？	300／（ 3-4 ）＝（ 75-100 ）/分	
③P・QRS・T波の確認		
P波	細マス（　）個　＝　（　）秒　F波のため計測困難	
QRS波	細マス（ 2 ）個　＝　（ 0.08 ）秒	
T波	陽性・陰性　F波に重なっており評価困難	
④PQ間隔の確認		
PQ間隔	細マス（　）個　＝　（　）秒　F波のため計測困難	
⑤ST部分の確認		
ST部分	正常・ST低下・ST上昇　F波のため計測困難	
⑥QT間隔の確認		
QT間隔はRR間隔の半分より	短い・長い　F波のため計測困難	
QT延長	なし・あり　F波のため計測困難	

● 所見の整理

- 一定な基線は認めず、ノコギリの歯のようなF波
- 不規則な幅の狭いQRS波

解　説

　判読のポイントを以下に紹介します。

●チェックリスト②

・心電図の基線が一定ではなく、ノコギリの歯のような鋸歯状波（F波）を認めます。

・波と波の間隔は太マス1個分（300/1＝心拍数300）で一定です（**図1**）。

●チェックリスト③

・QRS波の幅は正常ですが、一定ではなく太マス3個から4個で不規則です。

　不規則なQRS波からは心房細動を連想してしまいがちですが、心電図の基線は心房粗動に特徴的なノコギリの歯のような鋸歯状波（F波）であり、基本的には**心房粗動**の心電図と考えられます。

　QRS波が不規則なのは、F波が心室に伝わる比率が一定ではなく、4回に1回（4：1）または3回に1回（3：1）で心室に伝わるためです（**図2**）。

▼図1

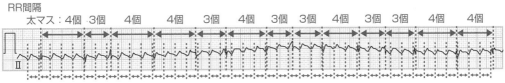

RR間隔
太マス：4個 3個 4個 4個 3個 4個 3個 3個 4個 3個 3個 4個 4個

Ⅱ

PP間隔 太マス：1個で一定

▼図2

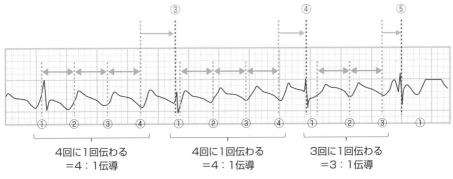

4回に1回伝わる
＝4：1伝導 ｜ 4回に1回伝わる
＝4：1伝導 ｜ 3回に1回伝わる
＝3：1伝導

▼図3

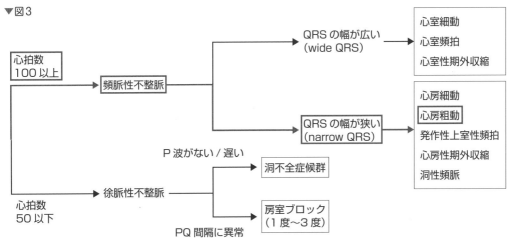

通常型と非通常型の心房粗動

　心房粗動は大きく分けて2つの種類があり、**通常型**（**common type：コモン型**）と**非通常型**（**uncommon type：アンコモン型**）があります。

　本書で紹介した心房粗動はいずれも「通常型」であり、12誘導心電図ではⅡ、Ⅲ、aVF誘導で陰性の鋸歯状波を持つのが大きな特徴です。この鋸歯状波は、電気的興奮が右心房にある三尖弁の周りを反時計方向に回ることで起こります。

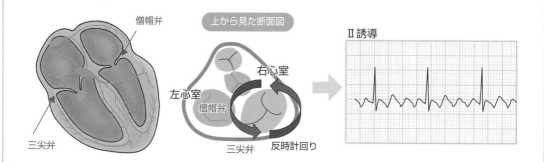

　それ以外のものは「非通常型」の心房粗動と呼ばれ、Ⅱ、Ⅲ、aVF誘導で陽性の粗動波を持ちます。この粗動波は、電気的興奮が三尖弁を時計回りに回ったり、左心房を回ったりすることで起こります。

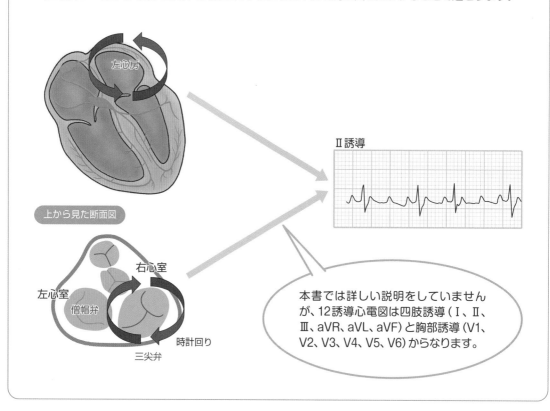

　本書では詳しい説明をしていませんが、12誘導心電図は四肢誘導（Ⅰ、Ⅱ、Ⅲ、aVR、aVL、aVF）と胸部誘導（V1、V2、V3、V4、V5、V6）からなります。

問4

【正　解】

①非持続性心室頻拍

関連問題で復習しよう。
chapter 1　問3（➡p.24参照）
chapter 2　問10（➡p.45参照）

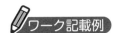 ワーク記載例

●チェックリスト

①測定条件の確認		
縦軸（電位）は10mm/1.0mVか？	はい・いいえ	
横軸（時間）は25mm/1秒か？	はい・いいえ	
②PP間隔・RR間隔の確認		
PP間隔	太マス（　3.5　）個	一定・不規則
心房の心拍数は？	300／（　3.5　）＝（　85　）/分	
RR間隔	太マス（　3.5　）個	一定・不規則
心室の心拍数は？	300／（　3.5　）＝（　85　）/分	
	基本は太マス3.5個だが、5-8拍目は間隔が短くなる	
③P・QRS・T波の確認		
P波	細マス（　2　）個　＝　（　0.08　）秒	
QRS波	細マス（　2　）個　＝　（　0.08　）秒	
	5-8拍目のQRS幅は細マス4個分＝0.16秒	
T波	陽性・陰性	
④PQ間隔の確認		
PQ間隔	細マス（　3　）個　＝　（　0.12　）秒	
⑤ST部分の確認		
ST部分	正常・ST低下・ST上昇	
⑥QT間隔の確認		
QT間隔はRR間隔の半分より	短い・長い	
QT延長	なし・あり	

●所見の整理

・5～8拍目に幅が広く、RR間隔の短いQRS波を認める
・その他の心拍ではPP間隔、RR間隔は一定で幅の狭いQRS波

【解　説】

　判読のポイントを以下に紹介します。

●チェックリスト②、③

・5～8拍目に幅が広く、RR間隔の短いQRS波を認めます。QRS波に対応するP波はありません（**図1、2**）。

・その他の心拍ではPP間隔、RR間隔は一定で幅の狭いQRS波であり、QRS波に対応するP波を認めており、正常範囲の洞調律の心電図です（**図1**）。

　基本的にはPP間隔やRR間隔が一定でQRS幅の狭い正常洞調律の心電図ですが、途中の5～8拍目で幅が広く、RR間隔の短いQRS波を認めます。
　これは、心室性期外収縮が4回連続して起こっている状態だと考えられます。ただし、心室性期外収縮が3連発以上続くときに「**心室頻拍**」と定義されるので（**表**）、これは「心室性期外収縮の連発」というより「持続しない心室頻拍」と考えたほうが適切です。持続しない心室頻拍は、正式には「**非持続性心室頻拍**」（**NSVT**＊）と呼ばれます。ちなみに、持続性と非持続性の境界は「30秒以上持続するかどうか」です（**表**）。

　非持続性心室頻拍は、持続性に比べれば緊急性は低いですが、症状があったり基礎心疾患を持っていたりする場合は治療の適応になることもあるので、注意して経過を見る必要があります。
　ただの心室性期外収縮と侮ってはいけません！

▼図1

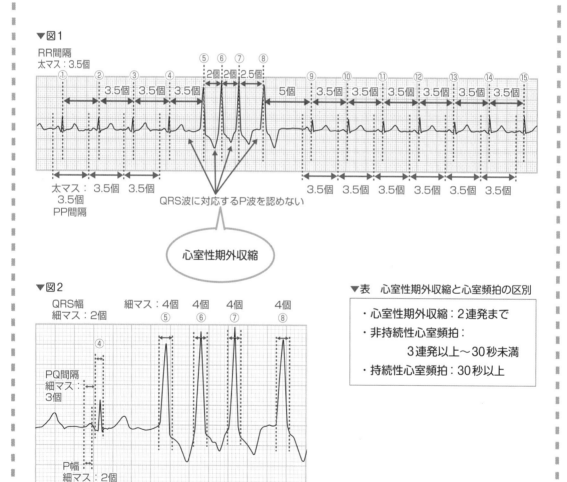

▼表　心室性期外収縮と心室頻拍の区別

・心室性期外収縮：2連発まで
・非持続性心室頻拍：
　　　　　3連発以上～30秒未満
・持続性心室頻拍：30秒以上

＊**NSVT**　Non-Sustained Ventricular Tachycardiaの略。

問5

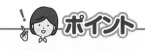

心室頻拍のうち、QRS波形が基線を中心にねじれるように現れるものを **Torsades de pointes**（トルサデポワン、トルサードドポアント）といいます。

正 解

①Torsades de pointes

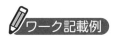

●チェックリスト

①測定条件の確認	
縦軸（電位）は10mm/1.0mVか？	(はい)・いいえ
横軸（時間）は25mm/1秒か？	(はい)・いいえ
②PP間隔・RR間隔の確認	
PP間隔	太マス（ 4 ）個　　一定・(不規則)
心房の心拍数は？	300／（ 4 ）＝（ 75 ）/分
	1、2拍目のみP波を認めるが、その後は確認できない
RR間隔	太マス（ 1,4 ）個　　一定・(不規則)
心室の心拍数は？	300／（ 1,4 ）＝（ 75,300 ）/分
	1、2拍目は太マス4個分だが、その後は太マス1個分となる
③P・QRS・T波の確認	
P波	細マス（ 2 ）個 ＝（ 0.08 ）秒
QRS波	細マス（ 2,5 ）個 ＝（ 0.08,0.20 ）秒
	1、2拍目は細マス2個分だが、その後は細マス5個分となる
T波	(陽性)・陰性
④PQ間隔の確認	
PQ間隔	細マス（ 4 ）個 ＝（ 0.16 ）秒 1、2拍目のみ
⑤ST部分の確認	
ST部分	(正常)・ST低下・ST上昇　2拍目のT波に重なってノッチを認める
⑥QT間隔の確認	
QT間隔はRR間隔の半分より	(短い)・長い
QT延長	(なし)・あり

●所見の整理

・1、2拍目は、対応するP波を持つ幅の狭いQRS波
・その後は幅の広いQRS波を伴う頻脈
・2拍目のT波に重なって深いノッチを認める

解 説

判読のポイントを以下に紹介します。

●**チェックリスト②、③**

・最初の1、2拍目は、対応するP波を持つ幅の狭い正常範囲のQRS波で、そのあとに突然幅の広いQRS波を伴う心拍数300の頻脈が出現しています（**図1、2**）。

●**チェックリスト⑤**

・2拍目のT波に重なって深いノッチを認め、そのあとから頻脈が出現していることがわかります（**図2**）。

この心電図では、**最初の1、2拍目は正常洞調律**ですが、そのあとに突然、心拍数300で幅広いQRSを持つ**心室頻拍**が始まっています。

　心室頻拍の直接のきっかけとなったのは、**2拍目のQRS波のT波に重なっているノッチ**（図2の③）です。これはT波に重なって発生した心室性期外収縮で、これにより心室頻拍が誘発されたと考えられます。

　このように、T波に重なって起こる心室性期外収縮を「**R on T**」（T波に重なっているQRS波）と呼び、時に心室頻拍や心室細動などの危険な不整脈を誘発します。

　単発の心室性期外収縮であっても、QRS波からのタイミングが早く、T波に重なっているような場合は注意が必要です。

　また、この心電図で起こっている心室頻拍は、R波の高さが上下してうねっており、「Torsades de pointes」（トルサデポワン）と呼ばれる特徴的なパターンをとっています（**図3**）。これは**多形性心室頻拍**＊の1つであり、心室細動と並んで突然死をきたす非常に危険な不整脈です。

▼図1

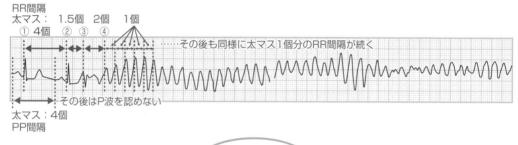

▼図2

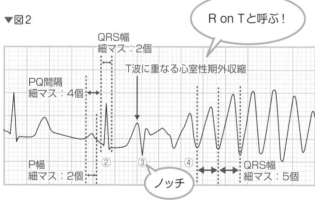

R on Tと呼ぶ！

▼図3　Torsades de pointes（トルサデポワン）

　「<ruby>棘波<rt>きょくは</rt></ruby>のねじれ」を意味するフランス語で、幅の広いQRS波が振れ幅を変化させながらねじれるように続いていく、多形性心室頻拍の1つです。失神や突然死をきたすことがあり、非常に危険な不整脈です。QT延長症候群、電解質異常、薬剤などが原因で起こります。

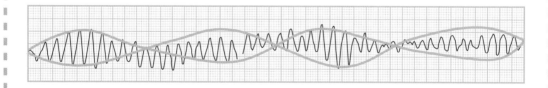

＊**多形性心室頻拍**　心室頻拍の一種。次々と波形が変化する。

問6

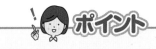

正　解

②心房頻拍

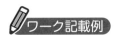

ポイント

頻脈のうち、心房で発生するものを**心房頻拍**（atrial tachycardia）といいます。

●チェックリスト

①測定条件の確認		
縦軸（電位）は10mm/1.0mVか？	(はい)・ いいえ	
横軸（時間）は25mm/1秒か？	(はい)・ いいえ	
②PP間隔・RR間隔の確認		
PP間隔	太マス（ 2.5 ）個	(一定)・ 不規則
心房の心拍数は？	300／（ 2.5 ）＝（ 120 ）/分	
RR間隔	太マス（ 2.5 ）個	(一定)・ 不規則
心室の心拍数は？	300／（ 2.5 ）＝（ 120 ）/分	
③P・QRS・T波の確認		
P波	細マス（ 2 ）個 ＝ （ 0.08 ）秒　P波は下向き	
QRS波	細マス（ 2 ）個 ＝ （ 0.08 ）秒	
T波	(陽性)・ 陰性	
④PQ間隔の確認		
PQ間隔	細マス（ 2.5 ）個 ＝ （ 0.1 ）秒	
⑤ST部分の確認		
ST部分	(正常)・ ST低下・ ST上昇	
⑥QT間隔の確認		
QT間隔はRR間隔の半分より	(短い)・ 長い	
QT延長	(なし)・(あり)　頻脈のため評価困難	

●所見の整理

- PP間隔やRR間隔が一定で、QRS幅の狭い頻脈
- QRS波に対応する下向きのP波を認める

解　説

判読のポイントを以下に紹介します。

●**チェックリスト②、③**

・PP間隔やRR間隔は太マス2.5個（心拍数300/2.5=120）と一定で、QRS幅の狭い頻脈を認めます（**図1**）。

●**チェックリスト③、④**

・QRS波には下向きのP波が1対1で対応していて、PQ間隔は正常範囲です（**図2**）。

QRS幅が狭い、RR間隔が一定の頻脈で、**上室性頻脈**と考えられます。上室性頻脈にはいくつかの種類がありますが、その中でもQRS波に対応する下向きのP波があり、心房内で洞結節以外の部位から発生する「**心房頻拍**」と考えられます。

　P波がQRS波と重なって確認できないか、逆行性のP波をQRS波のあとに認める、リエントリー回路による発作性上室性頻拍（PSVT）とは、P波の位置で区別できます。また洞性頻脈とは、P波の形や向きで区別することができます。

▼図1

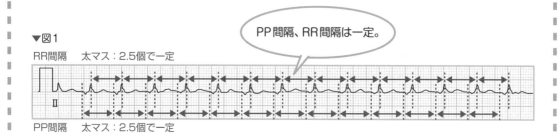

▼図2

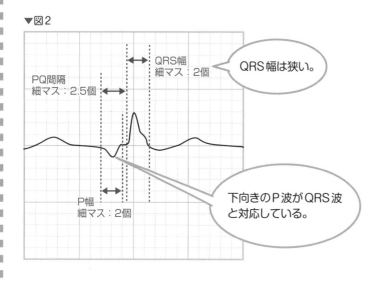

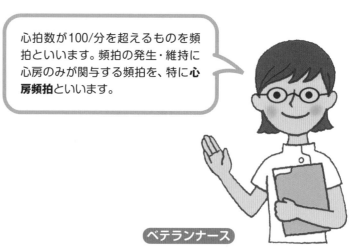

心拍数が100/分を超えるものを頻拍といいます。頻拍の発生・維持に心房のみが関与する頻拍を、特に**心房頻拍**といいます。

ベテランナース

問7

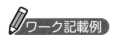

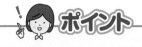

正　解

④促進型心室固有調律

ポイント

固有心室筋起源のリズムを心室調律といい、このうち、心拍数100/分以下のものを**促進型心室固有調律（AIVR** *）といいます。

ワーク記載例

●チェックリスト

①測定条件の確認			
縦軸（電位）は10mm/1.0mVか？	(はい)・いいえ		
横軸（時間）は25mm/1秒か？	(はい)・いいえ		
②PP間隔・RR間隔の確認			
PP間隔	太マス（　　　）個		一定・不規則
心房の心拍数は？	300／（　　　）＝（　　　）/分　P波を認めず計測困難		
RR間隔	太マス（　3.5　）個		(一定)・不規則
心室の心拍数は？	300／（　3.5　）＝（　85　）/分		
③P・QRS・T波の確認			
P波	細マス（　　　）個　＝　（　　　）秒　P波を認めず計測困難		
QRS波	細マス（　5　）個　＝　（　0.20　）秒		
T波	(陽性)・陰性		
④PQ間隔の確認			
PQ間隔	細マス（　　　）個　＝　（　　　）秒　P波を認めず計測困難		
⑤ST部分の確認			
ST部分	(正常)・ST低下・ST上昇		
⑥QT間隔の確認			
QT間隔はRR間隔の半分より	(短い)・長い		
QT延長	(なし)・あり		

●所見の整理

・RR間隔が一定で幅の広いQRS波
・心拍数は正常範囲で、頻脈でも徐脈でもない
・はっきりとしたP波を認めず、QRS波との関連はない

---

* **AIVR**　Accelerated IdioVentricular Rhythmの略。

　判読のポイントを以下に紹介します。

● チェックリスト②、③

・RR間隔が太マス3.5個分 (心拍数300/3.5=85) と一定で、幅の広いQRS波を認めます (**図1**、**2**)。

・心拍数は85/分と正常範囲です (頻脈でも徐脈でもない)。

・はっきりとしたP波を認めず、QRS波との関連はありません。

　　P波を伴わない幅の広いQRS波を持つ心電図ですが、心拍数は85/分と頻脈でも徐脈でもなく、正常範囲となっています。幅の広いQRS波で頻脈であれば心室頻拍、徐脈であれば心室からの補充調律などを想定しますが、心拍数が正常範囲である場合は「**促進型心室固有調律**」(AIVR) と考えられます。

　　これは、基礎心疾患 (心筋梗塞など) や薬剤などが原因となって心室で興奮が起こりやすい状態になり、心室の自動能が亢進して、生理的な洞調律を追い越してしまうことで起こります。**図1**で示すように、追い越された洞調律によるP波が、QRS波とは関連しないタイミングで現れています。

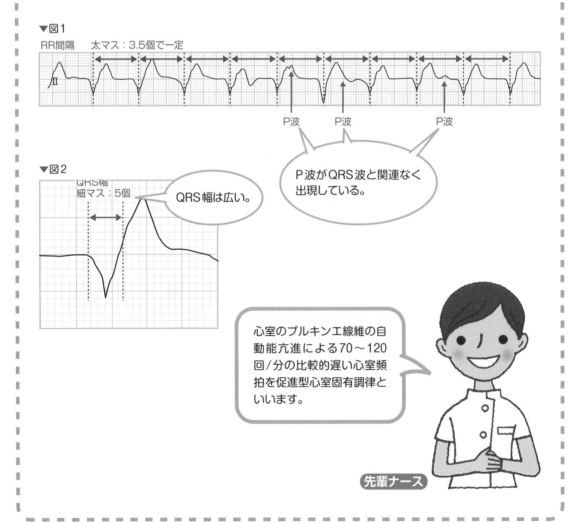

▼図1

RR間隔　　太マス：3.5個で一定

Ⅱ

P波　　P波　　　　P波

P波がQRS波と関連なく
出現している。

▼図2

QRS幅
細マス：5個

QRS幅は広い。

心室のプルキンエ線維の自動能亢進による70〜120回/分の比較的遅い心室頻拍を促進型心室固有調律といいます。

先輩ナース

問8

正解

②接合部調律

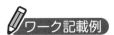ワーク記載例

> !?💁ポイント
>
> 通常、心臓を収縮させる電気信号は洞結節から出ています。**接合部調律**では、心房と心室を結ぶ接合部から電気信号が出ています。

●チェックリスト

①測定条件の確認		
縦軸（電位）は10mm/1.0mVか？	(はい)・いいえ	
横軸（時間）は25mm/1秒か？	(はい)・いいえ	
②PP間隔・RR間隔の確認		
PP間隔	太マス（　）個	一定・不規則
心房の心拍数は？	300／（　）＝（　）/分　波を認めず計測困難	
RR間隔	太マス（　6　）個	(一定)・不規則
心室の心拍数は？	300／（　6　）＝（　50　）/分	
③P・QRS・T波の確認		
P波	細マス（　）個　＝　（　）秒　波を認めず計測困難	
QRS波	細マス（　2　）個　＝　（　0.08　）秒	
	QRS波の直後にノッチを認める	
T波	(陽性)・陰性	
④PQ間隔の確認		
PQ間隔	細マス（　）個　＝　（　）秒　波を認めず計測困難	
⑤ST部分の確認		
ST部分	(正常)・ST低下・ST上昇	
⑥QT間隔の確認		
QT間隔はRR間隔の半分より	(短い)・長い	
QT延長	(なし)・あり	

●所見の整理

- 全体としてP波を認めない
- RR間隔が一定で幅の狭いQRS波を認める
- QRS波の直後に小さなノッチを認める

解説

判読のポイントを以下に紹介します。

●チェックリスト③

・全体としてP波は認めず、心電図の基線は一定です（**図1**）。

●チェックリスト②、③

・RR間隔は太マス6個分（心拍数300/6=50）と一定でやや徐脈ですが（**図1**）、幅の狭いQRS波を認めます（**図2**）。

・QRS波の直後に小さなノッチ（逆行性P波）を認めます（**図2**）。

RR間隔が一定で幅の狭いQRS波を持つ心電図ですが、全体としてP波を認めません。心電図の基線は一定なことから、ベースに洞停止があり心拍が作り出せないので、**補充調律**としてQRS波が出現していると考えられます。

　ただし、QRS波の幅が狭いので、補充調律が出ている場所は心室ではなく、もっと心房に近い**房室接合部**だと推測できます（**図3**）。これを**接合部調律**（Junctional rhythm）と呼びます。

　QRS波直後に認めるノッチは、房室接合部から出た興奮が心室だけでなく、逆行性に心房に伝わることで起こる**逆行性P波**であり、このことも接合部調律であることを示唆しています。

▼図1

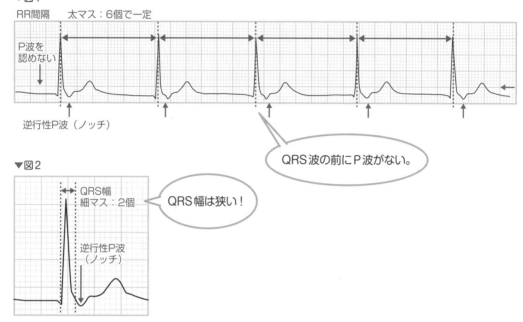

▼図2

▼図3　正常洞調律と補充調律の比較（➡：正常の伝導、➡：逆行性の伝導）

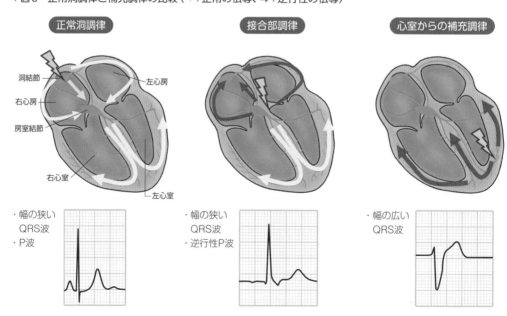

問9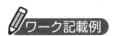

ポイント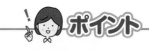

関連問題で復習しよう。
chapter 1　問4, 5（➡p.25, 26参照）
chapter 2　問1, 5（➡p.36, 40参照）

正 解

④心室性期外収縮＋心房性期外収縮

✎ワーク記載例

●チェックリスト

①測定条件の確認	
縦軸（電位）は10mm/1.0mVか？	はい・いいえ
横軸（時間）は25mm/1秒か？	はい・いいえ

②PP間隔・RR間隔の確認		
PP間隔	太マス（　4　）個	一定・不規則
心房の心拍数は？	300／（　4　）＝（　75　）/分　計測困難	
	3-4拍間のPP間隔は太マス3個などと不規則	
RR間隔	太マス（　4　）個	一定・不規則
心室の心拍数は？	300／（　4　）＝（　75　）/分	
	3-4拍間は太マス3個、5-6拍間は太マス2個などと不規則	

③P・QRS・T波の確認	
P波	細マス（　2　）個　＝　（　0.08　）秒
QRS波	細マス（　2　）個　＝　（　0.08　）秒
	6拍目のQRS幅は細マス5個
T波	陽性・陰性

④PQ間隔の確認	
PQ間隔	細マス（　4　）個　＝　（　0.16　）秒

⑤ST部分の確認	
ST部分	正常・ST低下・ST上昇

⑥QT間隔の確認	
QT間隔はRR間隔の半分より	短い・長い
QT延長	なし・あり

●所見の整理

・4拍目と6拍目以外のPP間隔やRR間隔は一定で、P波・QRS波も正常範囲
・4拍目はP波を伴う幅の狭いQRS波
・6拍目はP波を伴わない幅の広いQRS波

解　説

　判読のポイントを以下に紹介します。

●チェックリスト②、③

・4拍目と6拍目以外のPP間隔やRR間隔は太マス4個分で一定（**図1**）。P波・QRS波も正常範囲です。

・4拍目はP波を伴う幅の狭いQRS波で、PP間隔・RR間隔が短く、本来より早いタイミングで心拍が現れています（**図2**）。

・6拍目はP波を伴わない幅の広いQRS波で、RR間隔が短く、本来より早いタイミングで心拍が現れています（**図3**）。

　この心電図では、基本的には正常のP波・QRS波を持つ洞調律でありながらも、4拍目と6拍目でPP間隔、RR間隔間隔が乱れており、本来より早いタイミングで起こっていることがわかります。

　4拍目は、P波を伴う幅の狭いQRS波で、**心房性期外収縮（APC/PAC）** と判断できます。④のP波が陰性であることからも、正常洞調律によるP波ではないということがわかります。

　6拍目は、P波を伴わない幅の広いQRS波で、**心室性期外収縮（VPC/PVC）** と判断できます。心室性期外収縮が起こっていても、洞調律から起こる興奮は規則正しく続いており、期外収縮に重なって⑥のP波を確認することができます。

　このように、実際の臨床では不整脈が単独で現れるのではなく、組み合わせて起こることもあるので、一つの所見を見つけて満足するのではなく、いろいろな可能性を考えて判読しましょう。

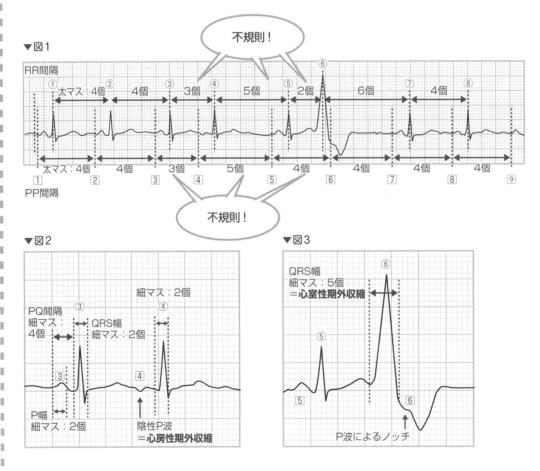

▼図1

▼図2　　▼図3

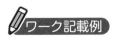 問10

正　解

③偽性心室頻拍

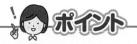 ポイント

通常の刺激伝導系ではなく、副伝導路を介して電気的興奮が伝わることで、QRS幅の広い心室頻拍に似た波形を描きます。このため**偽性心室頻拍**（Pseudo VT）といわれます。

✏️ ワーク記載例

●チェックリスト

①測定条件の確認			
縦軸（電位）は10mm/1.0mVか？	(はい)・いいえ		
横軸（時間）は25mm/1秒か？	(はい)・いいえ		
②PP間隔・RR間隔の確認			
PP間隔	太マス（　　）個	一定・不規則	
心房の心拍数は？	300／（　　）＝（　　）/分　P波を認めず計測困難		
RR間隔	太マス（ 1-2 ）個	一定・(不規則)	
心室の心拍数は？	300／（ 1-2 ）＝（　150-300　）/分		
③P・QRS・T波の確認			
P波	細マス（　　）個　＝　（　　）秒　P波を認めず計測困難		
QRS波	細マス（ 4 ）個　＝　（ 0.16 ）秒		
T波	(陽性)・陰性		
④PQ間隔の確認			
PQ間隔	細マス（　　）個　＝　（　　）秒　P波を認めず計測困難		
⑤ST部分の確認			
ST部分	(正常)・ST低下・ST上昇		
⑥QT間隔の確認			
QT間隔はRR間隔の半分より	(短い)・長い		
QT延長	(なし)・(あり)　頻脈のため評価困難		

●所見の整理

・RR間隔が不規則で、QRS幅の広い頻脈
・P波を認めない

判読のポイントを以下に紹介します。

● チェックリスト②、③

・RR間隔は太マス1個から2個分（心拍数300/1〜2＝150〜300）の間で不規則であり（**図1**）、QRS
　幅の広い頻脈です（**図2**）。

・QRS波の前後にP波を認めません（**図2**）。

　QRS幅の広い頻脈で、まずは心室頻拍を思い浮かべるところですが、典型的な心室頻拍と違ってRR
間隔が不規則です。この特徴を持つ不整脈は、「**変行伝導**」を伴う心房細動、と考えられます。

　変行伝導とは、正常な刺激伝導系を介さずに電気的興奮が伝わることで、そのためにQRS幅が広く
なります。この心電図では、WPW症候群のところで勉強した「副伝導路」を介して電気的興奮が伝わる
ことで、QRS幅が広い頻脈となっています（➡ p.147参照）。基本は心房細動の心電図なのですが、見
た目が心室頻拍に似ていることから「偽性」心室頻拍（Pseudo VT：シュード VT）と呼ばれます。

　さらに、この「副伝導路」は、房室結節よりも心房からの電気的興奮を伝えやすいので、心房細動が起
きたときに、200/分以上のペースで心房から心室に興奮を伝えることもあります。そうなると、速い心
拍数によって血行動態が不安定になったり心室細動に移行したりすることもあるため、早急に対応が
必要です。

典型的な心室頻拍とは異なる！

▼図1

RR間隔　太マス：1〜2個で不規則

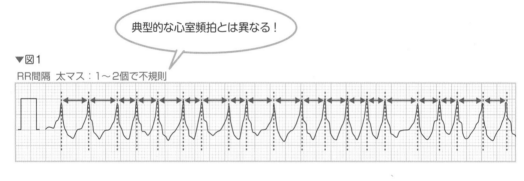

▼図2

QRS幅
細マス：4個

QRS幅は広い。

▼図3　偽性心室頻拍

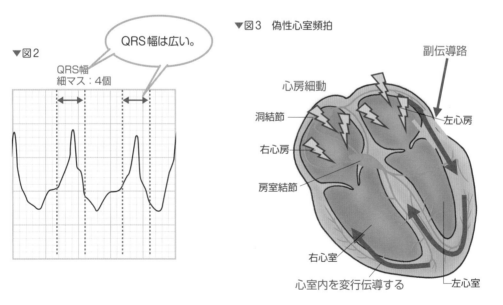

副伝導路

心房細動

洞結節

左心房

右心房

房室結節

右心室

心室内を変行伝導する

左心室

索引

参考文献

●小沢友紀雄・齋藤頴・平山篤志：これだけは知っておきたい やさしい心電図の見方、医薬ジャーナル社

●日本循環器学会：2022年改訂版 不整脈の診断とリスク評価に関するガイドライン

●日本循環器学会：急性冠症候群ガイドライン（2018年改訂版）

●日本循環器学会：不整脈非薬物治療ガイドライン（2018年改訂版）

●日本循環器学会：2020年改訂版 不整脈薬物治療ガイドライン

【著者】

高橋 健太郎（たかはし けんたろう）

東京医科歯科大学医学部卒業。東京医科歯科大学大学院にて医学博士を取得。現在はアメリカ・ニューヨーク州立大学で博士研究員として、生活習慣病が心血管疾患の発症に及ぼす影響の研究や、心血管疾患の新しい治療法の開発に取り組んでいる。国内・海外での学会発表や論文報告は多数。日本内科学会、日本循環器学会所属。著書に『看護の現場ですぐに役立つ 12誘導心電図のキホン』（秀和システム）がある。

【編著】

雑賀 智也（さいか ともや）

メディカルライターズネット代表、千葉大学客員研究員、メディカルライター・薬剤師
東京大学大学院医学系研究科公共健康医学専攻修了（MPH）
主な著書に『大腸がん 最新標準治療とセカンドオピニオン』（ロゼッタストーン）、『薬局の現場ですぐに役立つ 服薬指導のキホン』、『看護の現場ですぐに役立つ 人体のキホンと名前の図鑑』、『図解入門 よくわかる公衆衛生学の基本としくみ [第2版]』（以上、秀和システム）がある。

【キャラクター】大羽　りゑ
【本文図版】　タナカ　ヒデノリ
【協力】　　　メディカルライターズネット

看護の現場ですぐに役立つ
モニター心電図実践ワークブック
読み取り練習帳

発行日	2023年12月 5日		第1版第1刷

著　者　　高橋 健太郎

編　著　　雑賀 智也

発行者　　斉藤　和邦
発行所　　株式会社 秀和システム
　　　　　〒135-0016
　　　　　東京都江東区東陽2-4-2　新宮ビル2F
　　　　　Tel 03-6264-3105（販売）Fax 03-6264-3094
印刷所　　株式会社シナノ　　　　　Printed in Japan

ISBN978-4-7980-6913-5 C3047